JURNAL PERAWATAN SKOLIOSIS NATURAL

anda

PANDUAN ESENSIAL SELAMA 12 MINGGU UNTUK
TULANG BELAKANG LEBIH LURUS DAN KUAT

Oleh:
DR. KEVIN LAU

Dr Kevin Lau
302 Orchard Road #10-02A,
Tong Building (Rolex Centre),
Singapura 238862.

Untuk informasi lebih lanjut tentang DVD Latihan, Buku Audio dan Aplikasi ScolioTrack untuk iPhone, kunjungi:

www.HIYH.info
atau
www.ScolioTrack.com

Dicetak di Indonesia

ISBN: 9789811147586

SANGKALAN

Informasi yang terkandung dalam buku ini untuk tujuan pendidikan belaka. Hal ini tidak dimaksudkan untuk digunakan sebagai cara mendiagnosa atau mengobati suatu penyakit, dan bukan merupakan pengganti atau resep untuk saran medis, intervensi, atau pengobatan yang sebenarnya. Setiap konsekuensi dari penerapan informasi ini merupakan tanggung jawab pembaca. Baik penulis maupun penerbit akan bertanggung jawab atas segala kerugian yang disebabkan atau diduga disebabkan oleh penerapan informasi dalam buku ini. Individu yang diketahui atau diduga mengalami masalah kesehatan sangat dianjurkan untuk berkonsultasi dengan ahli kesehatan bersertifikat sebelum menerapkan protokol apa pun dalam buku ini.

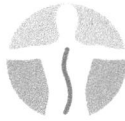

TESTIMONIAL

"Buku ini harus dibaca oleh siapapun yang menderita skoliosis. Sangat menyentuh tentang hubungan antara pikiran dan tubuh. Buku ini merubah hidup saya."

- Christopher K.

"Jika Anda menderita skoliosis atau ingin menjadi sehat, Anda harus mencobanya!"

- Julia P.

"Saya sangat merekomendasikan buku ini dan DVD latihan untuk semua penderita skoliosis!"

- Lisa

"Buku ini mengungkapkan segalanya tentang nutrisi, peregangan, dan latihan untuk mencegah dan merawat skoliosis."

- C. Burton

"Dr. Kevin Lau telah melakukan pekerjaan hebat dengan menjelaskan fakta dari fiksi tentang skoliosis dan penyebabnya. Juga menjelaskan mengenai perawatan modern dan efek sampingnya ..."

- Mariey

"Gagasan tentang makanan,peregangan dan latihan inti sangat brilian. Saya baru memulai peregangan tadi malam dan tidak dapat mempercayai keefektifan peregangan ini untuk saya ..."

- Chris

"Buku ini membuat saya memahami skoliosis dengan lebih baik ... Nutrisi sebagai bagian dari pengobatan skoliosis membuka mata saya, dan membuat saya mengevaluasi nutrisi harian secara lebih hati-hati..."

- Angela N.

"Buku ini sangat berwawasan dan menawarkan tips hebat untuk mengatasi beberapa gejala. Hanya beberapa minggu namun kami sudah melihat perkembangan besar!"

- **Alisha C.**

"Saya sudah 3 tahun menderita sakit punggung dan telah mengunjungi beberapa spesialis dan melakukan beberapa prosedur invasif namun rasa sakit tetap terasa. Saya mulai melakukan latihan beberapa minggu lalu dan kini merasa lebih baik …"

- **Norman**

DAFTAR ISI

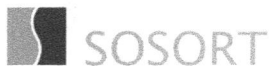

Kevin Lau adalah seorang Dokter Kiropraktek lulusan Universitas RMIT Melbourne, Australia dan Master Nutrisi Holistik. Dia merupakan anggota Masyarakat Internasional untuk Ortopedik Skoliosis dan Terapi Rehabilitasi (SOSORT), sebuah perkumpulan internasional terkemuka dalam hal perawatan konservatif terhadap kelainan bentuk tulang belakang, dan anggota Asosiasi Kiropraktek Amerika (ACA), asosiasi profesional terbesar di AS.

Ucapan terima kasih

Buku ini didedikasikan untuk keluarga saya tercinta, para sahabat dan para pasien dengan cinta, dukungan dan inspirasi telah membantu saya membentuk pemahaman yang lebih baik dalam rangka penanganan tulang belakang dan membantu saya untuk memahami perkembangan terbaru yang telah dibuat.

Ucapan terima kasih dan penghargaan

Saya juga ingin mengucapkan terima kasih pada para dokter, ilmuwan, teknisi klinis, pasien dan perseorangan yang telah turut serta dalam buku ini, melalui informasi yang disampaikan pada saya, maupun kisah-kisah yang menginspirasi tentang keberanian dan kesuksesan.

BAGIAN 1 *Merancang Program Skoliosis Anda*

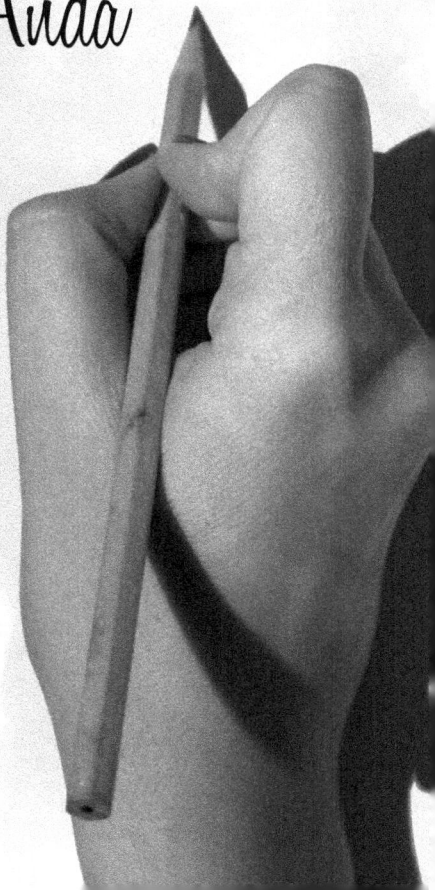

BAB 1

Pengenalan

Sarah adalah seorang gadis muda aktif yang berumur 13 tahun pada 2007. Pertumbuhan dan perkembangannya bagus dan pada usia 13 tahun dia telah tumbuh sedikit lebih tinggi daripada ibunya yang berusia 53 tahun.

Sarah aktif di bidang olahraga dan mempunyai kegiatan rutin dinamis ketika ia mulai merasakan sakit punggung sedikit demi sedikit. Mengira hal itu berhubungan dengan kegiatan olahraganya, Sarah maupun orang tuanya tidak memberikan perhatian khusus. Selain rasa lelah yang kadang muncul, Sarah tidak menunjukkan gejala atau tanda-tanda penyakit tertentu.

Hal ini mungkin akan berlanjut saat suatu hari Ibu Sarah melihat sesuatu yang aneh saat Sarah berganti pakaian. Ia melihat adanya posisi asimetris di sekitar area punggung. Karena nenek Sarah juga mengalami gejala yang sama, ibu Sarah tidak kesulitan untuk menganalisa situasi bahwa putri kecilnya mengalami Skoliosis tahap dini.

Sayangnya, perkembangan skoliosis cukup lamban dan saat sebagian orang menyadarinya, penyakit ini telah berada di ambang yang lebih parah.

Untungnya ibu Sarah cukup sigap untuk segera mencari bantuan di saat yang tepat. Saya masih ingat bagaimana ibu Sarah mengontak saya di klinik, ia kelihatan cukup sedih.

Saya menyarankan agar Sarah untuk melakukan latihan dan agar gejala penyakit tidak semakin parah, ia dapat melakukan operasi pembedahan.

Orang tua Sarah cukup mengkhawatirkan masa depan dan kesehatannya secara kseluruhan. Mereka mengajukan banyak pertanyaan pada saya dan beberapa sama dengan yang mungkin akan diajukan oleh Anda saat menjalani perawatan skoliosis.

- Apakah ia akan kembali sehat seperti semula?

- Apakah ia dapat mengatasi rasa malu dan rungkup yang tidak nyaman?

- Apakah ia dapat hidup secara normal?

- Apakah ada solusi lain selain pembedahan?

Jika semua pertanyaan ini juga mengganggu Anda, ini adalah pertanda awal pemulihan. Jawaban untuk semua pertanyaan adalah YA, dengan penambahan KALAU!

Namun sebelum membahas kemungkinan keberhasilan dari penanganan skoliosis, berikut adalah daftar cek untuk mengetahui kondisi Anda sekarang.

Skoliosis bisa saja asimptomatis (atau sub-klinis) namun dengan disertai beberapa tambahan:

- Sakit punggung ringan dapat melumpuhkan dan mempengaruhi kualitas hidup

- Kondisi kekurangan pada tubuh fisik yang klasik dan terlihat jelas yang mengakibatkan menurunnya percaya diri, keberanian dan penampilan.

- Gangguan psikologis dan emosi yang mengikuti skoliosis dapat berupa gangguan mood hingga depresi ringan.

- Disfungsi pelemahan saraf sebagai dampak kerusakan saraf menengah sebagai dampak degenerasi kepingan tulang belakang.

Anda mungkin mengalami gejala berikut dan bagi yang belum

KESEHATAN DI TANGAN ANDA | www.HIYH.info

mengalami salah satu dari gejala tersebut, hal ini adalah berita buruk!

Anda bisa saja berada di ambang gejala berikut, dan dapat terjadi setiap saat dalam hidup Anda!

Bukankah ini mengkhawatirkan? Saat ini Anda memiliki tiga pilihan tindakan berikut ini!

- Tidak melakukan apapun dan selalu hidup dalam ketakutan terhadap perkembangan gejala kehidupan bersama dengan gejala-gejala tersebut

- Mengadopsi terapi pengobatan atau interventif seperti rungkup dan menunggu hingga hal itu berhasil

- Melakukan terapi pembedahan dan menghadapi semua komplikasi akibat pembedahan ...

Tapi tunggu dulu, daripada menunggu berlangsungnya prosedur medis atau pembedahan, bukankah lebih baik melakukan sesuatu dan berusaha sendiri untuk tubuh Anda.

Sebagai seorang nutrisionis, kiropraktor dan pemegang teguh perawatan dengan metode holistik, saya merekomendasikan agar Anda memberi tubuh Anda kesempatan dan sedikit bantuan untuk menghadapi skoliosis.

Saya tahu sebagian orang takut untuk mengambil kesempatan dan mempraktekkan perawatan alternatif untuk kondisi menakutkan seperti SKOLIOSIS, namun saya yakinkan Anda, tubuh Anda mempunyai potensi besar dan jika Anda menyempatkan diri untuk mempelajari buku skoliosis saya, Anda akan memahami bahwa skoliosis diakibatkan kegagalan sistem kekebalan Anda setelah mengalami tekanan dan tegangan yang dialami tubuh Anda akibat kelalaian dan cara hidup yang tidak alami.

Dalam buku ini saya akan mulai dari awal dan apapun status nutrisional dan stabilitas fisik Anda, JIKA Anda mengikuti panduan dalam buku ini, Anda akan merasa sehat, nyaman dan sejahtera. Ini tidak hanya berlaku untuk penderita skoliosis namun juga bagi Anda apapun kondisi kesehatan Anda.

Apa yang perlu Anda lakukan?

Dalam rangka menghindari rungkup, hidup nyaman dan bebas tanpa pembedahan apapun, Anda tidak perlu menghabiskan banyak uang, Anda tidak perlu menurunkan berat badan dan Anda tidak perlu menghadapi kerumitan apapun. Bukankah ini bagus?

Tentu saja --- Dan inilah yang kita sebut dengan metode kehidupan alami atau holistik.

Sebuah Tinjauan Diet Paleo untuk Skoliosis

Diet atau nutrisi adalah hal penting dan kekuatan integral yang menjaga tubuh Anda secara keseluruhan. Saya tidak ingin Anda menghabiskan sejumlah besar uang untuk perawatan, obat-obatan atau suplemen, karena diet alami dapat berfungsi sebagai pengobatan dan nutrien tanpa membutuhkan suplementasi.

Saya percaya bahwa diet paleo adalah solusi terbaik untuk semua masalah Anda (tidak terbatas pada skoliosis saja). Tren terkini tentang penyakit dan gangguan metabolic menunjukkan bahwa manusia gua kuno sangat sehat dan memiliki kandungan nutrisi tinggi daripada manusia modern, meskipun secara fakta kita lebih maju dalam hal ilmu pengetahuan dan pengetahuan tentang penyakit, ternyata kita menjalani kehidupan tidak sehat dan cukup rapuh.

Dalam hal ini pera peneliti mengindikasikan bahwa skoliosis merupakan bawaan genetik. Gen membuat Anda spesial dan unik. Ini menunjukkan bahwa kadang kala kita mengkonsumsi nutrien yang tidak sesuai untuk tubuh atau untuk gen kita (contohnya, setiap Anda mencoba masakan baru Anda juga membahayakan tubuh Anda secara metabolis). Anda dapat menyimpulkan bahwa seiring dengan berlalunya waktu, kita telah menjauh dari asal mula dan nutrisi dalam bentuk orisinilnya.

Makanan siap saji, makanan sampah, makanan olahan dan diawetkan bukanlah nutrisi alami dan asli, bagaimanapun jika Anda mengkonsumsinya secara jangka panjang, Anda sebaiknya bersiap untuk menghadapi perubahan metabolis secara mental maupun fisik. Kita semua memiliki kapasitas yang berbeda untuk menghadapi perubahan lingkungan atau metabolis. Sebagai contoh, tidak semua dari kita mengalami mabuk darat sesudah makan di atas gerbong kereta api, atau menderita diare.

Dalam buku pertama saya "Program Pencegahan dan Penyembuhan Skoliosis untuk Anda", saya menekankan pentingnya melakukan diet organik dan alami yang mengandung semua nutrisi kaya.

Mengkonsumsi diet Paleo sesuai tipe metabolis akan membantu Anda secara efektif menangani gen Anda dan membantu Anda dalam memperbaiki dan memperoleh nutrisi Anda sebagaimana keseimbangan biokimia. Diet Paleo juga memperkuat otot Anda, kekuatan tulang dan fungsi optimal kekebalan tubuh. Pada akhirnya Anda akan mengetahui bahwa ini bukanlah sekedar diet, namun sebuah gaya hidup yang secara perlahan dan bertahap memperbaiki kesehatan fisik, mental dan psikologis.

Sebuah Tinjauan Latihan Korektif Skoliosis

Pada bagian 3 buku pertama, saya memperkenalkan peregangan penyeimbang tubuh, stabilitas dasar dan latihan pelurusan tubuh. Saya menyarankan Anda untuk mulai melakukan latihan-latihan tersebut. Terdapat beberapa manfaat lain jika Anda juga menerapkan gaya hidup religius.

Beberapa manfaat potensial yang diungkapkan pasien saya termasuk :

- Perbaikan pada lengkungan tulang belakang dan kualitas fungsi sistemik.

- Tingkat energi tak terbatas yang menjaga Anda tetap aktif secara fisik, mental psikologis.

- Perbaikan pada kondisi kesehatan keseluruhan.

- Perbaikan luar biasa pada kualitas gejala

- Anda dapat merasakan tingkat energi luar biasa dan tidak ada duanya yang membuat Anda tetap aktif sepanjang hari dan mengurangi laju degenerasi di bagian lain tubuh Anda.

Ada satu hal tentang skoliosis yang kurang diperhatikan sebagian besar penderita. Skoliosis menggejala karena tubuh Anda tidak mampu bertahan dengan proses penuaan, kondisi sekitar yang buruk dan kerusakan fisik. Apakah Anda tahu bahwa tekanan atau tegangan hebat pada tulang belakang dapat meningkatkan resiko kerusakan kekebalan tubuh?

Ya – memang demikian adanya – namun berita baiknya, Anda dapat mengatasinya dengan latihan dan aktifitas fisik yang tepat.

Mengapa Jurnal ini Penting bagi Kesembuhan Saya?

Saya menekankan perlunya mempunyai sebuah buku-kerja saat Anda menjalani program kesehatan holistik karena:

- Tidak seperti prosedur pengobatan dan pembedahan, metode perawatan holistik adalah sebuah gaya hidup yang dapat Anda lakukan sepanjang hidup Anda. Anda mungkin tidak berkesempatan melihat seorang praktisi setiap saat dan tidak merasakan hasilnya dengan segera, namun dapat saya pastikan jika Anda menyimpan sebuah catatan maka Anda akan menyadari seberapa baik perkembangan Anda.

- Bukankah mengejutkan jika Anda mencoba menangani rasa sakit pada otot atau nyeri dengan obat-obatan maka hal ini juga mengakibatkan gangguan pada ginjal dan liver Anda?

Tentu saja hal ini bukanlah hal yang Anda inginkan terjadi pada tubuh Anda. Hal ini seperti mengalihkan penyakit dari satu bagian ke semua bagian lain tubuh Anda, bagaimanapun sekali Anda mulai mengikuti buku-latihan ini, Anda akan menyadari bahwa modifikasi lebih lanjut pada diet dan aktifitas fisik Anda dapat memperbaiki kesehatan seluruh sistem tubuh Anda.

Saya yakin beberapa dari Anda yang mengalami sakit dan ketidaknyamanan akan bertanya mengapa harus KAMI?

Sangat mudah, Anda akan menyadarinya begitu mengikuti panduan buku-kerja ini, bahwa kita memiliki simpul-simpul otot yang menyebabkan kram di seluruh tubuh Anda. (Saya akan memandu Anda bagaimana menandai simpul otot dalam buku-latihan ini).

Dalam rangkaian stimulasi simpul otot ini mengirimkan sinyal rasa sakit ke bagian-bagian yang berbeda pada tubuh Anda sesuai dengan distribusi penerima rasa sakit dan area penerus sinyal. Jika Anda tidak mengambil alih kendali atas tubuh Anda dan stimulasi terbuka ini terjadi terus menerus, maka otot Anda akan melemah seiring berlalunya waktu dan semakin kehilangan daya untuk memperkuat tubuh dan jaringannya. Proses pelemahan yang sedang terjadi dan terus menerus dapat membuat tubuh Anda kehilangan fleksibilitas dan kekuatan, mengakibatkan kemerosotan dan kerusakan permanen pada saraf dan sistem otot tengkorak.

Saya ingin Anda merasakan manfaat kekuatan perawatan secara holistik dan memperbaiki kebutuhan terhadap cara hidup lebih sehat. Untuk memudahkan pembelajaran Anda, saya juga menyediakan sebuah DVD latihan untuk demonstrasi secara visual. Bersama buku-latihan ini Anda dapat mencatat perkembangan Anda yang akan meningkatkan rerata kesuksesan dari terapi keseluruhan dan memenuhi kebutuhan dan kepentingan dalam program dengan bertindak sebagai sumber motivasi berkelanjutan.

BAB 2

Instruksi

Tips penggunaan buku latihan ini

Setiap saat masyarakat mengira mereka tahu tentang nutrisi seimbang dan jenis makanan yang menyehatkan bagi tubuh mereka, padahal tidak demikian. Tujuan saya adalah untuk membuat Anda dapat mengidentifikasi jenis metabolik aktual Anda. Hal ini diperlukan agar Anda dapat memberikan apa yang dibutuhkan tubuh Anda (dan bukannya yang Anda inginkan).

Buku latihan ini akan memungkinkan Anda membuat catatan asupan diet harian dan latihan untuk 24 minggu. Periode ini diberlakukan karena cukup untuk :

- Memprogram ulang gen Anda

- Mengetahui apa yang diperlukan tubuh Anda

- Menjaga sistem dan metabolisme Anda pada jalurnya

- Detoksifikasi tubuh Anda untuk menghilangkan toksin dan penyebab gangguan yang mempengaruhi sistem perlindungan tubuh Anda

- Mengembalikan kontrol hormonal tubuh Anda.

Saya yakin, sesudah mencatat komentar Anda setelah mengkonsumsi makanan yang direklomendasikan Paleo, Anda akan mengetahui jenis metabolisme Anda dalam beberapa minggu. Demikian pula tidak semua latihan atau pergerakan tubuh cocok untuk semua orang. Mempelajari dimana area kekuatan alami Anda dan berlatih memperkuat otot (daripada menolak postur alami) akan mencegah perkembangan skoliosis dan masalah degeneratif lainnya.

Saya telah mencoba merancang semuanya sesederhana dan seobyektif mungkin. Gaya hidup alami dan organik akan memungkinkan Anda untuk memprogram ulang gen Anda dan membuat mereka berguna dalam upaya rehabilitasi. Saya berharap yang terbaik dalam proses Anda untuk mendapatkan kesehatan yang lebih baik dan tulang belakang yang lebih kuat dalam beberapa bulan.

Tujuan satu-satunya memanjakan Anda dalam penggunaan buku latihan ini adalah untuk memenuhi kebutuhan Anda. Tanpa adanya motivasi yang tepat dan bermakna serta respon positif, sangat sulit untuk memperbaiki kondisi Anda secara jangka panjang.

Apakah yang dikehendaki buku latihan ini dari Anda?

Tujuan buku latihan ini adalah untuk mempertahankan upaya Anda dalam memperoleh kesehatan secara terorganisir dan fokus. Buku ini akan memungkinkan Anda untuk mencatat diet Anda, latihan harian Anda dan perkembangan dalam terapi kesehatan Anda.

Untuk memperoleh mafaat maksimal dari metode perawatan holistik dan memperoleh kesehatan sempurna tanpa intervensi pembedahan, medis atau farmakologis, inilah yang harus Anda lakukan.

Apa yang terdapat dalam buku

Buku latihan ini berisi semua pertanyaan, tabel, diagram dan lembar kerja yang Anda butuhkan untuk melengkapi program skoliosis Anda.

1. PENGELOMPOKAN JENIS METABOLIK

Wawancara sederhana dalam bentuk kuisioner untuk dilengkapi di awal program Anda untuk mengetahui jenis metabolik Anda.

<u>Cara penggunaan:</u>

Kenali jenis metabolik Anda dengan memberikan jawaban sesungguhnya untuk setiap pertanyaan dalam "Pengelompokkan Jenis Metabolik" pada halaman 81.

Ini adalah langkah awal untuk mengetahui makanan yang sesuai untuk tubuh unik Anda berdasarkan penilaian Paleo. Persyaratan dan permintaan tiap individu akan berbeda dan mengetahui jenis metabolik Anda dapat memudahkan proses distribusi nutrien yang dibutuhkan tubuh Anda.

2. RANGKUMAN SKOLIOSIS MINGGUAN

Tabel berikut memberi Anda tinjauan tentang program Anda, sehingga Anda dapat mengetahui perkembangan dan produktif Anda. Efek dari diet dan perubahan latihan membutuhkan waktu beberapa bulan, dan tabel ini akan membantu memonitor perkembangan dan menjaga Anda tetap termotivasi.

Log Mingguan Membentuk Kembali Tulang Belakang Anda

tanggal mulai

Jenis metabolik ○ Carbo Type ○ Mixed Type ○ Protien Type

Lengkungan Skoliosis ○ S-Bentuk ○ C-Bentuk

Sudut Cobb (jika ada)

Sudut Cobb ○ Kurang ○ Normal ○ Lebih

Monitoring mingguan untuk 12 minggu	Titik awal	Minggu 1	Minggu 2	Minggu 3	Minggu 4	Minggu 5	Minggu 6	Minggu 7	Minggu 8	Minggu 9	Minggu 10	Minggu 11	Minggu 12	Progres 12 minggu
Tinggi (inci atau m)														
Berat (lb atau kg)														
BMI														
Sudut Rotasi Batang (ATR) menggunakan ScolioTrack		N/A		N/A		N/A		N/A		N/A		N/A		
Apakah Anda melakukan X-ray baru-baru ini?	Ya / Tidak	N/A	N/A	N/A	N/A	N/A	N/A	N/A	N/A	N/A	N/A	N/A	N/A	
Sudahkah Anda memetakan gejala skoliosis Anda?	Ya / Tidak	N/A	N/A	N/A	Ya / Tidak	N/A	N/A	N/A	Ya / Tidak	N/A	N/A	N/A	Ya / Tidak	
Sudahkah Anda menandai titik pemicu Anda?	Ya / Tidak	N/A	N/A	N/A	Ya / Tidak	N/A	N/A	N/A	Ya / Tidak	N/A	N/A	N/A	Ya / Tidak	

3. CATATAN HARIAN MAKANAN DAN LATIHAN

Untuk mendapatkan hasil sempurna dari program saya berharap Anda mengisi tabel ini setiap hari. Anda akan mempunyai catatan tentang makanan yang Anda makan dan apa yang Anda rasakan setelah memakannya sebagaimana jenis latihan yang Anda lakukan. Ini akan membantu Anda memutuskan jika sesuatu berhasil untuk Anda dan mengatasi masalah yang muncul. Inilah mengapa catatan harian makanan dan latihan adalah bagian penting dari program ini.

4. PETA SKOLIOSIS:

Gunakan diagram ini untuk menandai skoliosis Anda. Tentukan lokasi lengkungan dan jumlahnya dalam tulang belakang Anda. Ini dilakukan di awal program.

Ikuti petunjuk berikut untuk memetakan skoliosis Anda dan untuk memahami tubuh Anda dengan lebih dekat.

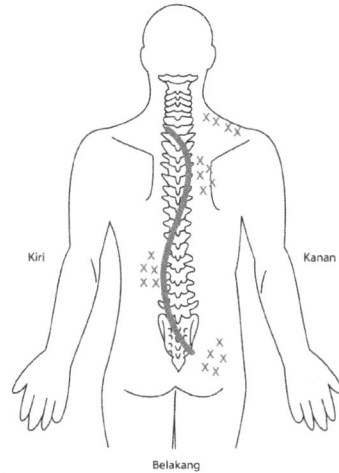

Kiri

Kanan

Belakang

Cara Penggunaan:

Agar dapat memperbaiki skoliosis, Anda perlu mengetahui simetri dan kekuatan muskuler. Anda akan perlu mengidentifikasi otot yang terasa tegang dan kaku. Berikut adalah contoh dari gambar punggung sseorang dengan skoliosis berbentuk S yang telah dipetakan sepenuhnya bersama ketegangan otot dan lokasi lengkungan tulang belakang.

- Pertama gambarlah lengkungan skoliosis Anda – berdasarkan X-ray terakhir. Jika Anda tidak memiliki laporan X-ray, mintalah seseorang menggerakkan jarinya turun ke area tulang belakang untuk mengetahui bentuknya (hingga ke daerah di atas pantat Anda).

- Kemudian petakan area dimana otot terasa kaku dengan XXX. Sebagai bantuan, amatilah Gambar 10 dan 11 pada buku pertama saya untuk jenis kekakuan otot yang biasanya mewakili skoliosis berbentuk S atau C.

ANDA

JURNAL PERAWATAN SKOLIOSIS NATURAL ANDA

5. GEJALA PADA LEMBAR KERJA SKOLIOSIS

Gunakan diagram berikut untuk menandai gejala apapun yang berhubungan dengan skoliosis Anda. Hal ini dilakukan sebulan sekali dan dapat membantu Anda untuk menelusuri perubahan apapun pada gejala-gejala yang Anda alami.

Cara penggunaan:

Untuk dapat memperbaiki skoliosis Anda, penting untuk menentukan otot yang terkena imbasnya dan identifikasi area masalah pada punggung Anda dimana gejala tertentu sering terasa, seperti rasa sakit, mati rasa, atau kesemutan.

Anda dapat mengikuti diagaram contoh di bawah ini untuk memetakan gejala skoliosis Anda. Direkomendasikan agar Anda melakukannya setiap 4 minggu untuk mengetahui adanya perkembangan pada gejala Anda.

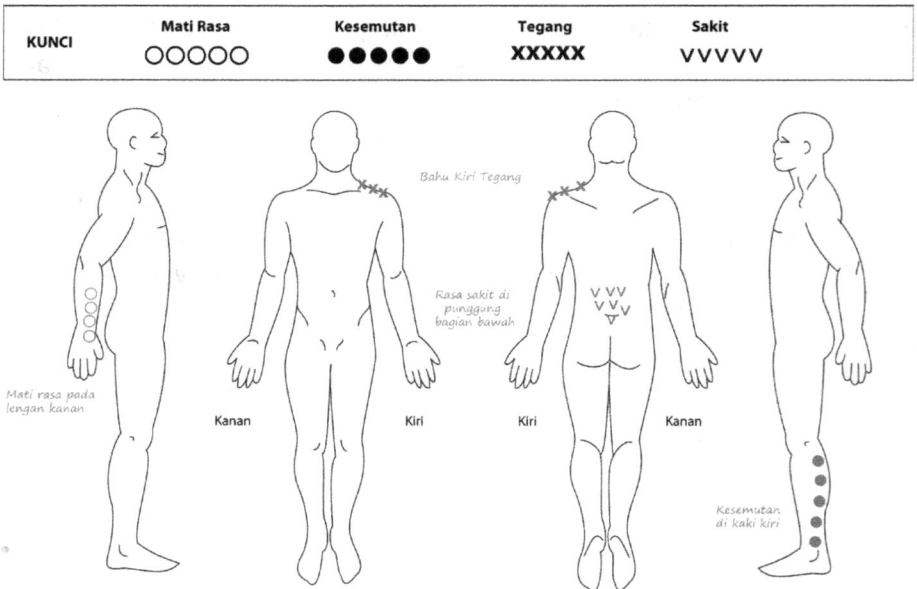

KUNCI	Mati Rasa	Kesemutan	Tegang	Sakit
	OOOOO	●●●●●	XXXXX	VVVVV

Bahu Kiri Tegang

Rasa sakit di punggung bagian bawah

Mati rasa pada lengan kanan

Kanan · Kiri · Kiri · Kanan

Kesemutan di kaki kiri

24

KESEHATAN DI TANGAN ANDA

6. LEMBAR KERJA SIMPUL OTOT

Tentukan simpul otot yang berhubungan dengan skoliosis Anda dan pelajari bagaimana Anda dapat menanganinya sendiri.

Cara penggunaan :

Temukan simpul otot agar Anda mengetahui dimana melakukan pemijatan. Biasanya, Anda akan dapat merasakan sebuah simpul otot dengan menggerakkan jari Anda di bagian otot sampai Anda merasakan daerah yang tegang atau ganjil. Teruslah bergerak di sepanjang bagian ini sampai Anda menemukan simpul yang nampak lunak. Jika Anda menggerakkan jari di sekitar simpul otot yang baru muncul, otot berkedut, namun simpul otot yang sudah kronis akan terasa tegang. Gunakan diagram tubuh berikut, tandai simpul otot yang Anda temukan.

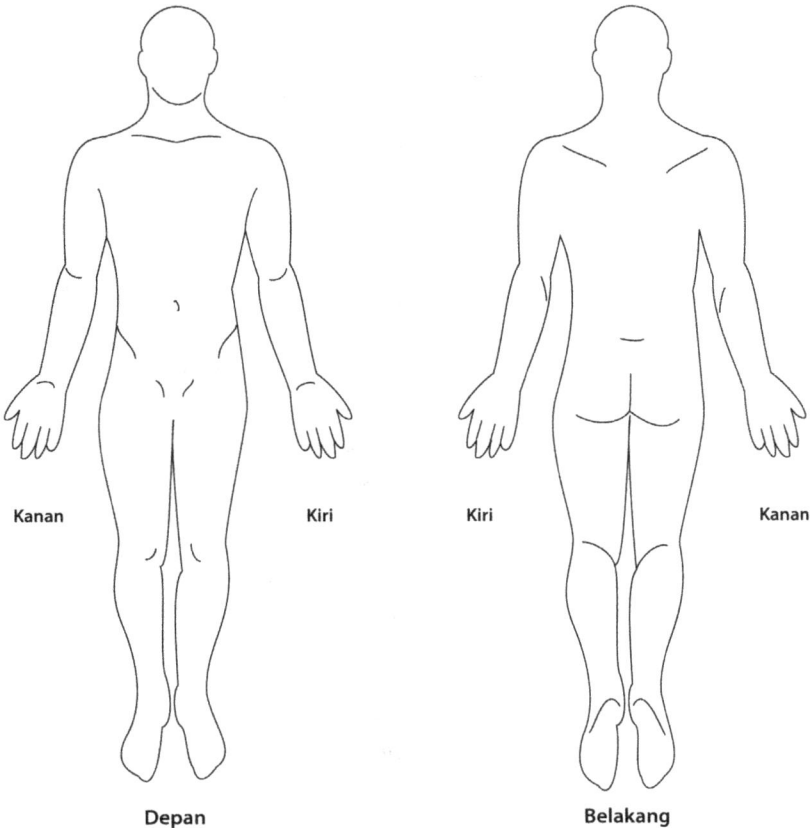

Kanan   Kiri   Kiri   Kanan

Depan   Belakang

Tips Tambahan untuk Menggunakan Buku Latihan ini

Isilah catatan harian Anda secara konsisten, dimana hal ini akan membantu Anda dalam upaya mencapai tujuan dan membuat Anda tetap termotivasi.

Berikut adalah beberapa tips yang akan membantu Anda dengan mudah:

1. Anda mungkin akan menemui beberapa area abu-abu dalam tabel. Silakan melanjutkan dan membaca bagian ini terlebih dahulu. Bagian abu-abu ini akan mengingatkan Anda tentang konten penting yang tidak ingin Anda lewatkan.

2. Jika Anda ingin memakan apa yang Anda sukai, pastikan makanan tersebut sesuai dengan prinsip nutrisi dan jenis metabolik Anda (sesuai daftar belanjaan pada halaman 346-347 dari "**Program Pencegahan dan Penyembuhan Skoliosis untuk Anda**").

3. Isilah LEMBAR CATATAN POLA MAKAN pada halaman 355 "**Program Perawatan dan Penyembuhan untuk Skoliosis Anda**" sekitar 2 atau 3 jam sesudah Anda makan. Hal ini akan memungkinkan Anda untuk merasakan pengaruh makanan yang dapat membantu Anda menyesuaikan diet untuk jenis metabolik Anda. Contohnya, Anda akan merasakannya sambil memperbarui lembar harian bahwa beberapa makanan membuat Anda merasa senang sesudah 2-3 jam dalam hal rasa kenyang, kepuasan dan efek yang menyenangkan, sementara beberapa makanan membuat Anda merasa tidak nyaman dan membuat Anda merasa terus menerus lapar. Jelasnya, ini akan memberi Anda jawaban tentang jenis dan proporsi protein/ karbohidrat/ lemak yang dibutuhkan tubuh Anda.

4. Menyusun rencana latihan skoliosis Anda dengan mengikuti instruksi dari buku "**Program Pencegahan dan Penyembuhan Skoliosis untuk Anda**" atau DVD "**Latihan Skoliosis untuk Pencegahan dan Perbaikan.**"

5. Pada akhir tiap minggu, isilah RINGKASAN SKOLIOSIS MINGGUAN pada halaman 50 untuk perbandingan mingguan dan bulanan.

6. Jika Anda tidak tahu bagaimana memetakan skoliosis dan gejalanya, silakan baca bab 12 halaman 218 dari "**Program Pencegahan dan Penyembuhan Skoliosis Untuk Anda**."

7. Jika Anda tidak tahu bagaimana memetakan simpul otot dan memerlukan panduan lebih lanjut, silakan baca bab 17 halaman 308 dari "**Program Pencegahan dan Penyembuhan Skoliosis Untuk Anda**."

8. Gunakan ScolioTrack atau Aplikasi Scoliometer pada iPhone, iPad atau Android untuk menentukan "Sudut Rotasi Batang" Anda untuk mengetahui seberapa parahnya skoliosis Anda.

9. Ketika Anda sudah berada pada setengah dari perjalanan sehat Anda, misalnya 12 minggu, tulislah perkembangan Anda dalam kolom "perkembangan 12 minggu" dengan membandingkan data per minggu, sebagaimana membandingkan data dengan titik awal Anda.

10. Pada hari terakhir perjalanan sehat Anda, tulislah tanggal berakhirnya latihan pada baris tanggal. Tandai kisaran BMI untuk mengetahui adanya perubahan.

11. Catatan: Idealnya saat Anda mulai Anda memiliki sebuah hasil X-ray tulang belakang (opsional), pemetaaan gejala skoliosis, dan penandaan simpul otot Anda. Kotak cek "Ya" atau "Tidak" pada kolom pertama dapat membuat Anda merasa yakin melakukan semua tahapan tersebut tanpa melewatkan sebuah prosedur pun.

Rekomendasi Saya

Kesehatan adalah tanggung jawab Anda dan Anda dapat memperbaiki perubahan yang terjadi akibat usia dengan menyesuaikan metode kehidupan dan penerimaan nutrisi. Kebanyakan orang memiliki sedikit pemahaman dan konsep tentang makanan dan nutrisi. Pertanyaan saya:

Apakah menurut Anda kualitas nutrisi tergantung pada jumlah nutrien yang terdapat di dalamnya?

Jika Anda menjawab ya, maka saya harus katakan bahwa – JAWABAN ITU SALAH

Kualitas nutrisi tergantung bagaimana cara Anda mengkonsumsinya. Metode penerimaan nutrisi, memasak, porsi dan banyak faktor lainnya mempengaruhi nutrisi yang Anda konsumsi dalam memberikan nutrien berkualitas tinggi pada tubuh Anda. Saya yakin rekomendasi berikut akan membantu Anda memperoleh manfaat dari makanan Anda.

Pilihlah resep dari buku masak yang tersedia, resep yang sesuai dengan jenis metabolik Anda dan bermanfaat untuk kesehatan tulang belakang Anda.

Saya menyarankan Anda untuk memulai gaya hidup dinamis dengan meluangkan waktu untuk aktifitas fisik setiap hari. Pastikan untuk memilih kegiatan olahraga yang dapat Anda lakukan dua atau tiga kali setiap minggu (misalnya jalan cepat, bersepeda dan berenang). Jika Anda sudah menghabiskan banyak waktu untuk duduk, kini saatnya menggerakkan tubuh Anda. Di samping aktifitas fisik reguler, rekomendasi lain untuk mendapatkan otot dan tulang yang sehat adalah:

Pemijatan jaringan bagian dalam

Buku kerja ini membantu mengidentifikasi simpul otot Anda dan riset serta studi klinis yang mengindikasikan perawatan simpul otot Anda secara mandiri dengan pemijatan jaringan bagian dalam yang dapat menstimulasi proses penyembuhan alami. Biarkan tubuh Anda merasakan manfaat kimiawi neurologis dan mengembalikan sistem neromuskuler pada penyembuhan maksimal dan efek menenangkan yang luar biasa.

Berkonsultasi pada ahlinya:

Meskipun tujuan buku ini dan konten lain yang Anda lihat secara online adalah sebagai anjuran bagi perencanaan makanan yang sehat untuk Anda, namun saya menganjurkan agar diet awal dan rencana latihan yang Anda buat dievaluasi oleh seorang kiropraktor atau ahli dalam hal tulang belakang. Ia akan dapat memberikan nasihat professional untuk merawat lengkungan tulang belakang dan kesehatan Anda secara keseluruhan.

Gunakan uji screening untuk memeriksa skoliosis pada orang tercinta Anda:

Bukankah cukup mengkhawatirkan setelah mengetahui bahwa skoliosis adalah sebuah penyakit turunan, dan kemungkinan adanya anggota keluarga Anda yang menderita penyakit ini?

Bukankah lebih baik mengetahui atau memahami resiko sebelum orang tercinta Anda mulai mengalami komplikasi dan rasa sakit yang mengganggu aktifitas normal sehari-hari?

Jika Anda ingin memastikan adanya anggota keluarga Anda yang menderita skoliosis, maka kenalilah dengan menggunakan HOME SCREEN pada halaman 38-39 dan UJI MEMBUNGKUK KE DEPAN ADAMS pada halaman 37 buku "**Program Pencegahan dan Perawatan Skoliosis Untuk Anda.**"

Kehamilan dan Skoliosis

Kehamilan dan masalah hormonal yang berhubungan dengan kehamilan dapat memperburuk proses skoliosis pada sejumlah penderita. Kehamilan menyebabkan para perempuan mendapatkan penanganan atau perawatan, namun saya tidak merekomendasikan untuk menunggu hingga kelahiran jabang bayi. Jika Anda memang tidak dapat melakukan latihan reguler selama masa kehamilan untuk memperbaiki skoliosis, hal itu tidak masalah karena Anda dapat membaca buku saya yang ditulis khusus untuk para ibu hamil dan hal-hal yang perlu dilakukan dalam menangani skoliosis.

Pastikan Anda membaca "**Panduan Esensial Skoliosis Kesehatan Kehamilan**", yang memuat segala hal yang perlu Anda ketahui untuk merawat tulang belakang dan bayi Anda.

Bagaimana Menggunakan ScolioTrack

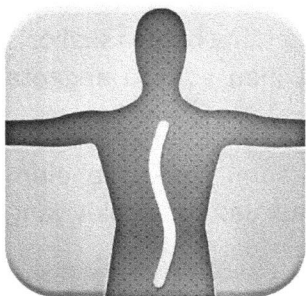

Saya merekomendasikan agar Anda juga menggunakan ScolioTrack, sebuah aplikasi iPhone dan Android inovatif untuk membantu Anda mengukur skoliosis seseorang Sudut Rotasi Batang (ATR), sebuah pengukuran utama dalam uji screening dan perencanaan penanganan skoliosis. Aplikasi ini juga menelusuri tinggi, berat dan rekaman foto tulang belakang pasien, sangat bermanfaat bagi remaja dalam masa pertumbuhan atau orang dewasa dengan skoliosis degeneratif.

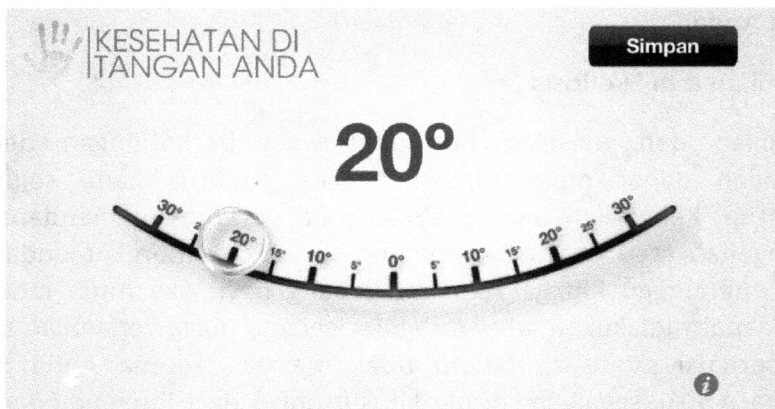

Ada dua cara untuk mengukur skoliosis Anda secara akurat menggunakan ScolioTrack:

Langkah 1: Mengatur ScolioTrack

Anda dapat mempelajari cara penggunaan Scoliotrack yang mudah dan meyakinkan dengan mengikuti petunjuk sederhana berikut:

1. Peganglah perangkat di atas meja atau permukaan datar apapun dengan sisi tombol perangkat di bagian atas. Tekan tab "**Sesuaikan 1**".

2. Kemudian putar perangkat pada permukaan yang sama sehingga menghadap ke arah yang berlawanan. Tekan "**Sesuaikan 2**".

3. Tekan **Selesai** pada pojok kanan atas untuk mengakhiri proses kalibarasi.

4. Tekan tombol **Kembali** pada pojok kiri bawah untuk penyesuaian ulang jika ScolioTrack Anda tidak menunjukkan nol derajat pada permukaan datar.

Bagaimana Mengukur Skoliosis Anda?

Untuk mendapatkan hasil pengukuran yang tepat dan akurat dengan ScolioTrack, Anda memerlukan seorang rekan atau asisten. Ikutilah langkah berikut:

1. Minta rekan Anda berada di belakang Anda sementara Anda berdiri dengan posisi tegak lurus dan lengan diregangkan ke depan. Membungkuklah perlahan dan mengambil posisi tersebut dengan senyaman mungkin.

2. Cobalah untuk mengatur posisi untuk penampakan yang jelas terhadap punuk, tonjolan atau deformitas tulang belakang.

3. Minta rekan Anda meletakkan perangkat ScolioTrack di sepanjang tonjolan atau punuk dan perangkat perlu diletakkan di posisi tengah tulang belakang.

4. Klik tombol Simpan untuk mencatat Sudut Rotasi Batang (ATR) yang merupakan pengukuran Skoliosis (yaitu seberapa besar tulang belakang berpilin).

5. Lalu ambil foto punggung penderita yang bersangkutan untuk menganalisa postur mereka pada saat pembacaan skoliosis dilakukan. Hal ini akan membantu pemahaman terhadap perubahan visual dalam perkembangan skoliosis.

6. Saat mengambil foto, bahu perlu disejajarkan dengan tanda pemandu dan tubuh pasien berada di tengah.

7. Anda tidak harus meng-update foto, namun cukup direkomendasikan untuk referensi di masa mendatang.

8. Kemudian masukkan tinggi dan berat pada tanggal penelusuran skoliosis menggunakan ScolioTrack. Hal ini akan mempermudah penelusuran perkembangan Anda dengan mudah. Fitur khusus untuk penelusuran foto, berat dan tinggi bersama derajat Skoliosis adalah cara hebat untuk memonitor Skoliosis dalam pertumbuhan anak.

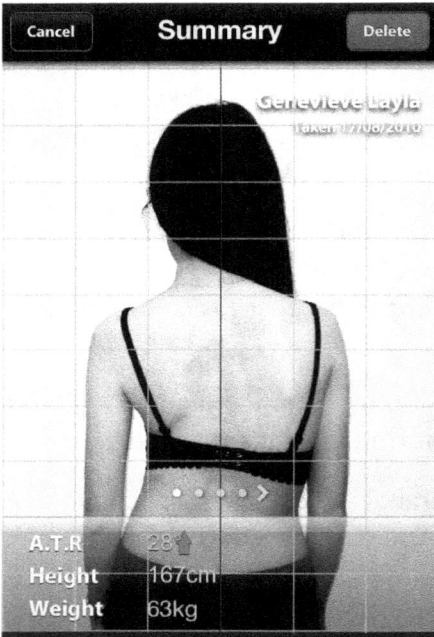

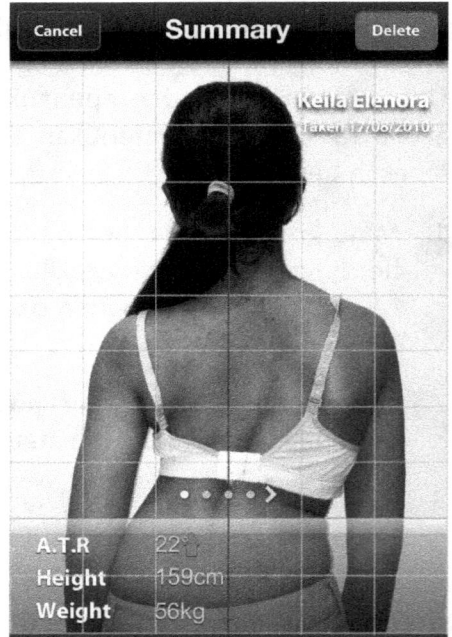

9. Aplikasi ini juga membantu penelusuran pada orang dewasa dalam hal perubahan tinggi dan berat yang disebabkan oleh degenerasi atau kemerosotan akibat skoliosis yang terus memburuk setiap tahun

Apakah manfaat penggunaan ScolioTrack?

ScolioTrack adalah sebuah instrumen yang hampir mirip dengan skoliometer yang digunakan dokter Anda dan lebih aman daripada teknologi x-ray dengan keakuratan yang tinggi. Cukup sederhana untuk digunakan di rumah di sela-sela waktu kunjungan ke dokter.

ScolioTrack menyimpan semua informasi dalam sebuah lokasi dan dapat diakses kembali dengan satu sentuhan saja sebagai bahan untuk pemeriksaan di masa mendatang dan perbandingan. Sebuah tampilan yang mudah dibaca juga menampilkan data dalam format grafik untuk mengetahui adanya perubahan.

Untuk informasi lebih lanjut tentang ScolioTrack dan melihat video panduan tentang cara penggunaannya, silakan kunjungi: **www. scoliotrack.com**

Indeks Massa Tubuh (BMI)

Komposisi tubuh setiap orang tidak sama. Dua orang yang memiliki tinggi dan berat sama dapat mempunyai struktur tulang yang berbeda dan persentase otot dan lemak yang berbeda. Maka, berat badan Anda bukan satu-satunya faktor penyebab masalah kesehatan yang berhubungan dengan berat badan. Telah lama diketahui bahwa BMI rendah pada remaja berhubungan dengan besarnya resiko skoliosis. Sedangkan orang dewasa mendapatkan skoliosis dari kekurangan berat badan, berat badan normal atau kelebihan berat badan. Mengetahui BMI seseorang dapat membantu menelusuri tentang perkembangan diet dan latihan.

Menghitung BMI Anda: Isikan tinggi Anda pada bagian kiri kolom di bawah. Kemudian beralih ke lajur berat badan Anda. Angka pada bagian atas kolom adalah BMI Anda.

$$BMI = \frac{Berat\ (kg)}{(Tinggi(m))^2} \qquad BMI = \frac{Berat\ (lb)}{(Tinggi(in))^2} \times 703$$

BMI	19	20	21	22	23	24	25	26	27	28	29	30	31	32	33	34	35
Tinggi							Berat dalam pon										
147	41	44	45	48	50	52	54	56	59	61	63	65	67	69	71	73	76
150	43	45	47	49	52	54	56	58	60	63	65	67	70	72	74	76	79
152	44	46	49	51	54	56	58	60	63	65	67	70	72	74	76	79	81
155	45	48	50	53	55	58	60	62	65	67	70	72	74	77	79	82	84
158	47	49	52	55	58	60	62	64	67	70	72	74	77	79	82	84	87
160	49	51	54	56	59	61	64	66	69	72	74	77	79	82	84	87	89
163	50	53	55	58	61	64	66	68	71	74	77	79	82	84	87	89	93
165	52	54	57	60	63	65	68	71	73	76	79	82	84	87	90	93	95
168	54	56	59	62	64	67	70	73	76	78	81	84	87	90	93	95	98
170	55	58	61	64	66	69	72	75	78	81	84	87	90	93	96	98	101
173	57	59	63	65	68	72	74	78	80	83	86	89	92	95	98	101	104
175	58	61	64	68	70	73	77	80	83	86	89	92	95	98	101	104	107
178	60	63	66	69	73	76	79	82	85	88	92	95	98	101	104	107	110
180	62	65	68	71	75	78	81	84	88	91	94	98	100	104	107	110	113
183	64	67	70	73	77	80	83	87	90	93	97	100	103	107	110	113	117
185	65	68	72	75	79	83	86	89	93	96	99	103	107	110	113	117	120
188	67	70	74	78	81	84	88	92	95	99	102	106	109	113	116	120	123
190	69	73	76	80	83	87	90	94	98	102	105	109	112	116	120	123	127
	Sehat						Kelebihan Berat Badan					Kegemukan					

BAB 3

Ringkasan Nutrisi Skoliosis dan Program Latihan

15 Peraturan Makanan untuk Kesehatan Tulang Belakang Optimal

Dalam buku "Program Pencegahan dan Penyembuhan Skoliosis untuk Anda" saya menjelaskan tentang konsep nutrisional penting untuk perkembangan kesehatan tulang belakang. Apa yang terdapat disini adalah panduan ringkas tentang semua yang ingin Anda ketahui tentang protein, karbohidrat, kalori, probiotik, vitamin D, minyak goreng, makanan pembakar lemak, makanan yang membuat Anda berlemak, makanan yang dapat membunuh Anda perlahan, dan banyak lagi.

Sebelum kita membuat daftar makanan penting untuk skoliosis, mari kita tetapkan teori di balik rekomendasi nutrisional.

Teori Di Balik Diet Skoliosis

Baiklah mari kita sederhanakan tentang nutrisi sedikit disini...semua orang nampaknya belum mengetahui dengan jelas tentang "diet" terbaik. Masyarakat senang berpindah-pindah dari demam diet satu ke demam diet lainnya seperti diet rendah lemak, diet atkin, diet pantai selatan, diet anggur, diet detoks, diet vegetarian dan diet tak masuk akal lainnya yang dibuat berdasarkan opini seseorang untuk keperluan pemasaran (atau kepentingan seseorang) daripada berbasis pada ilmu pengetahuan aktual.

Satu-satunya diet yang dibuat berdasarkan ilmu pengetahuan aktual adalah studi nutrisi paleolitik (atau diet paleo). Namun saya tidak suka menyebutnya sebagai "diet paleo", karena tidak seperti demam diet lainnya, diet ini dibuat berdasarkan ilmu pengetahuan nutrisional arkeologis tentang apa yang dimakan nenek moyang kita sebelum masa revolusi pertanian. Sekitar 99,5% leluhur kita (homo erectus sekitar 2 juta tahun yang lalu) hanya memakan tanaman dan binatang liar, sementara 0,5% lainnya (sejak revolusi pertanian pada 5000-10.000 tahun lampau) memakan tanaman dan binatang yang dibudidayakan. Perubahan terdapat pada jumlah masif biji-bijian dalam diet terbaru kita (dan makanan binatang ternak kita) jika dibandingkan dengan nenek moyang Paleolitik kita.

Banyak orang berpikir bahwa kita tidak dapat mengetahui apa yang dimakan manusia zaman dahulu, namun hal ini keliru.

Arkeolog nutrisi sekarang sangat yakin mengenai makanan manusia purba setelah mereka mempelajari banyak bukti, seperti sisa-sisa manusia purba dan rasio isotop pada sampel tulang manusia dari seluruh penjuru dunia pada periode waktu tertentu dalam sejarah untuk menemukan rasio binatang dan tanaman yang dimakan manusia purba – dan menemukan bahwa selalu terdapat gabungan omnivora antara tanaman dan binatang, dan asupan tinggi protein dalam jumlah tertentu ...tidak ada yang namanya vegetarian paleolitik kuno...arkeolog nutrisional manapun dapat mengkonfirmasi bahwa hal tersebut tidak ditemukan. Kita sejak dahulu adalah omnivora yang memakan tanaman dan binatang dalam rasio berbeda dimanapun kita berada, di posisi geografis mana kita tinggal dan masa keberadaan kita.

Jadi apakah yang dimakan oleh 99,5% leluhur Paleolitik kita, sebagai panduan program makanan kita?

- Daging binatang buruan, ikan dan hewan laut (binatang yang memakan makanan bermutu, tidak seperti daging dan ikan hasil ternak)

- Buah-buahan

- Sayur mayur

- Telur

- Kacang-kacangan

- Biji-bijian

Biji-bijian hanya merupakan bagian KECIL dari diet Paleolitik karena belum ditemukannya cara pengolahan dalam jumlah besar pada saat itu, sehingga sejumlah biji-bijian dikonsumsi dalam jumlah sedikit sebagai campuran sup. Seperti Anda ketahui, hal ini sangat berbeda dengan diet manusia modern yang menyertakan biji-bijian dalam semua jenis makanan dan dalam jumlah besar seperti sereal, roti tawar, pasta, muffin, bagel, dll.

Jadi dengan penjelasan ini...mari kita membahas detil tentang 15 peraturan makanan dari saya:

Peraturan Makanan #1

Jangan hilangkan karbohidrat dari diet Anda karena kandungan ini tidak buruk jika dikonsumsi dalam jumlah secukupnya. Namun gula dan biji-bijian olahan perlu dikurangi. Mengkonsumsi karbohidrat dari sayur mayur lebih menyehatkan daripada keduanya. Saya menganjurkan sayuran yang mengandung zat tepung yang mengenyangkan dan menjaga Anda tetap kenyang dalam waktu lebih lama. Mengkonsumsi padi-padian seperti sereal, roti tawar, pasta, bagel dll tidak hanya memicu kadar gula dalam sistem aliran darah, namun makanan tersebut juga memiliki kandungan anti nutrien tinggi yang mencegah tubuh manusia untuk menyerap mineral. Gluten juga dapat memicu gangguan kronis pada usus dan mengganggu sistem pencernaan dalam beberapa kasus.

Kentang manis, kentang dan umbi-umbian lainnya menghasilkan lebih sedikit masalah gangguan pencernaan jika dibandingkan dengan biji-bijian. Kentang manis, kentang dapat diterima lebih baik oleh kalangan aktif dan dapat membakar karbohidrat ekstra dengan mudah.

Peraturan Makanan #2

Selalu fokus pada sumber protein berkualitas seperti binatang hasil buruan, hewan laut, ikan hasil pancingan, daging dari binatang ternak pemakan rumput dan telur dari unggas yang dilepas dan memakan makanan organik. Hindarilah ikan hasil ternak dan daging binatang ternak karena mereka biasanya diberi makan biji-bijian dan dipelihara dalam lingkungan industri yang biasanya tidak sehat.

Peraturan Makanan #3

Biasanya masyarakat kurang waspada terhadap rasio asam lemak omega 6 hingga omega 3 dalam makanan yang mereka konsumsi. Pada era purba diet manusia para pengikut paleo memiliki rasio dalam bentuk 1:1 hingga 2:1 lemak omega 6 : omega 3. Namun pada diet modern rasionya adalah 20:1 hingga 30:1 lemak omega 6 : omega 3. Inilah penyebab utama penyakit degeneratif.

Untuk menyeimbangkan rasio, beberapa makanan harus dihilangkan dari diet kita seperti minyak jagung, minyak rami, minyak kedelai dan sebaiknya mengurangi asupan daging binatang termak dan ikan ternak karena mereka diberi makan biji-bijian. Tambahkan ikan liar, susu dari binatang pemakan rumput, daging binatang pemakan rumput, telur dan makanan yang mengandung lebih banyak omega 3. Buah kenari, biji chia, biji rami, minyak ikan atau minyak krill mengandung omega 3 dan mereka merupakan sumber utama EPA dan DHA. Mengkonsumsi minyak ikan dan minyak krill sangat bermanfaat karena minyak ikan mengandung EPA dan DHA serta volume omega 3 dalam jumlah besar, dan minyak krill mengandung antioksidan yang bermanfaat dalam astaxanthin dan berdaya serap tinggi sebagaimana minyak ikan.

Penting untuk diketahui bahwa omega 3 dari sumber hewani mempunyai peran lebih menyehatkan dalam diet kita jika dibandingkan sumber nabati omega 3 (chia, kenari dan flax). Hal ini karena omega 3 dalam sumber nabati telah dikonversi menjadi DHA dan EPA, sedangkan sumber nabati tidak dan tubuh kita tidak efisien dalam hal mengkonversi EPA dan DHA.

Peraturan Makanan #4

Selain gula olahan, ada tiga jenis makanan terburuk yang harus dihilangkan dari diet ala Barat, yaitu kedelai, jagung dan gandum beserta hasil olahannya seperti sirup jagung, minyak kedelai,minyak jagung. Protein kedelai, dll. Dari studi disimpulkan bahwa pada sebagian negara Barat seperti Kanada, AS, Australia, dll, rata-rata orang melakukan diet dengan mengkonsumsi 67% jagung, gandum dan kedelai beserta hasil olahannya.

Peraturan Makanan #5

Penting untuk Anda ketahui tentang bahan-bahan penyebab gangguan dan kalori tersembunyi dalam penyajian dan bumbu penyedap. Kebanyakan orang tidak menyadari fakta bahwa kalori dan fruktosa tinggi dalam sirup jagung dapat merusak metabolisme saat dikonsumsi dalam bentuk saus, saus koktail, marinades dan saus salad, dll.

Sebagai contoh, 1 sendok makan saus mengandung gula 5 gram dan jika seseorang memakan saus dengan kentang goreng dan burger maka ia akan mengkonsumsi sekitar 2 hingga 4 tbsp saus dengan sekitar 10 hingga 20 gram gula hanya dari saus, tanpa memperhitungkan minuman ekstra manis yang biasanya dikonsumsi bersama makanan.

Jadilah pembaca label dan hindari sirup jagung berfruktosa tinggi (HFCS)! Dan selain iklan tipuan dari industri penyulingan jagung yang mengklaim bahwa "HFCS tidak lebih buruk daripada gula dan alami", ini sangatlah jauh dari kenyataan sebagaimana Anda baca pada Bab 8. Karbohidrat Esensial menunjukkan mengapa HFCS lebih buruk daripada gula biasa, selain kenyataan bahwa keduanya buruk untuk Anda.

Peraturan Makanan #6

Beberapa orang tidak menyadari bahwa mereka mengalami kecanduan gula yang nantinya dapat berubah merusak organ dalam tubuh. Ingatlah saat mengkonsumsi permen atau meminum minuman berpemanis bahwa gula tidak dapat terbakar dengan mudah. Gula tidak hanya membuat seseorang menjadi gemuk, zat ini juga dapat menyebabkan serangan jantung, diabetes dan juga memicu tumbuhnya sel kanker. Sangat direkomendasikan agar Anda menghindari gula dan mengkonsumsi lebih sedikit dari beberapa sumber alami seperti buah-buahan dll.

Peraturan Makanan #7

Hampir seluruh perusahaan minyak kanola mengiklankan produk mereka aman dan sehat karena mengandung lemak tak jenuh tunggal seperti minyak zaitun. Ini bukanlah hal yang sebenarnya, dari sudut pandang biokimia minyak kanola tidak dapat diperbandingkan dengan minyak zaitun dan reaksi mereka pada tubuh sama sekali berbeda. Direkomendasikan agar Anda menghindari minyak kanola sepenuhnya.

Peraturan Makanan #8

Selain menghindari minyak kanola, saya juga menyarankan agar Anda menghindari minyak kedelai, minyak jagung, atau minyak biji rami sedapat mungkin. Minyak jenis ini sangat berbahaya bagi tubuh, mengganggu keseimbangan asam lemak omega-3 hingga omega-6 dalam tubuh Anda dan merupakan salah satu jenis hasil bumi yang direkayasa secara genetik, dimana pengaruhnya untuk kesehatan dalam jangka panjang belum dimengerti sepenuhnya oleh para ilmuwan.

Bab 10 Kebenaran tentang Lemak dalam 'Program Pencegahan dan Perawatan Skoliosis untuk Anda' memuat segalanya yang perlu Anda ketahui tentang minyak masak mana yang harus Anda hindari sepenuhnya dan minyak mana yang baik untuk kesehatan Anda. Anda mungkin akan terkejut saat mengetahui mengapa lemak yang Anda kira tidak sehat seperti mentega, minyak babi dan minyak kelapa sebenarnya adalah minyak/ lemak tersehat untuk memasak.

Peraturan Makanan #9

Masyarakat mengalami kebingungan saat menggunakan mentega atau margarin. Sejumlah bahan yang dikatakan sebagai margarin menyehatkan sesungguhnya tidak sehat sama sekali, karena terbuat dari minyak kedelai atau jagung yang membahayakan tubuh. Dianjurkan agar Anda menggunakan mentega dari binatang pemakan rumput dalam diet harian Anda, dan katakan TIDAK untuk margarin.

Peraturan Makanan #10

Putih telur vs telur utuh? Saya tidak mengerti mengapa masih ada yang memperdebatkan hal ini. Sebagian besar populasi ternyata belum memahami bahwa kuning telur adalah bagian paling sehat dari telur, dengan lebih dari 90% mikronutrien dan antioksidan, juga 100% vitamin larut dalam lemak yang sangat penting untuk kesehatan Anda. Dan tidak, kandungan kolesterol dalam telur tidak buruk untuk jantung Anda ... bahkan telur akan meningkatkan kolesterol baik HDL Anda. Saya punya sebuah artikel komplit disini yang menjelaskan mengapa telur utuh lebih menyehatkan daripada putih telur, membantu meningkatkan hormon pembakaran lemak Anda, dan mengapa saya secara pribadi memakan 3-4 telur per hari dan bagaimana hal ini membantu menjaga kadar lemak dalam tubuh Anda.

Peraturan Makanan #11

Ingatlah bahwa dari semua informasi tentang nutrisi buruk yang Anda dengar dari pemerintah maupun media, lemak jenuh selalu dikambinghitamkan di masa lalu, dimana sebenarnya zat ini lebih menyehatkan untuk Anda daripada yang Anda kira. Faktanya, pada beberapa tahun terakhir ilmuwan telah memahami bahwa lemak jenuh sangat penting untuk kesehatan dan keseimbangan hormon, membran sel Anda, dan fungsi vital lainnya dalam tubuh Anda. Silakan membaca artikel saya tentang mengapa lemak jenuh tidak sepenuhnya buruk, dan bahkan dapat menyehatkan tergantung dari sumber dimana zat tersebut diperoleh.

Jika Anda tertarik dengan ilmu pengetahuan aktual tentang mengapa lemak jenuh dapat menyehatkan bagi Anda, saya mempunyai artikel berikut yang ditulis oleh seseorang bergelar PhD dalam Biokimiawi NUtrisional yang berjudul Kebenaran tentang Lemak Jenuh – dan harus dibaca jika Anda ingin memahami mengapa lemak jenuh selalu dicurigai dan bagaimana menikmati makanan berikut yang selalu menjadi bagian dari diet manusia purba.

Peraturan Makanan #12

Sangat dianjurkan untuk menghindari pemanis buatan karena mereka mengandung sedikit kalori, namun sangat membahayakan tubuh. Banyak penelitian menunjukkan bahwa pemanis buatan mengakibatkan bertambahnya berat badan. Beberapa riset menyimpulkan bahwa pemanis buatan ini mengelabui tubuh untuk melepaskan insulin karena sel dalam perut dan mulut menangkap rasa manis. Ingatlah bahwa insulin juga mengakibatkan bertambahnya lemak dalam tubuh. Selain itu, keinginan seseorang terhadap gula dan karbohidrat akan meningkat dalam beberapa jam setelah mengkonsumsi pemanis buatan.

Peraturan Makanan #13

Perhatikan tingkat Vitamin D Anda.

Vitamin D adalah substansi penting dalam tubuh Anda. Vitamin ini adalah sesuatu yang dapat mengontrol hormon Anda sebagaimana sistem kekebalan. Jika Anda sering merasa sakit atau mengalami ketidakseimbangan hormon, nampaknya ini berhubungan dengan rendahnya kadar vitamin D.

Sayangnya, diperkirakan bahwa hampir 90% orang Amerika mengalami kekurangan vitamin D. Ujilah kadar vitamin D dalam darah Anda. Hasil uji tersebut sebaiknya menujukkan tekanan darah pada kisaran 50-70 ng/ml, dimana keseimbangan hormon dan fungsi kekebalan tampil maksimal. Namun kecenderungan yang terjadi adalah tekanan darah yang berada pada 20 atau 30 bahkan lebih rendah, dan hal ini dapat menyebabkan banyaknya masalah kesehatan.

Sinar matahari di siang hari adalah sumber terpenting dari vitamin D, saat tubuh Anda memprosuksi vitamin D dari reaksi minyak dalam kulit dan sinar UVB dari matahari. Ikan berlemak, kuning telur dan daging jeroan adalah sumber terbaik vitamin D. Namun cukup sulit untuk memperoleh vitamin D dari diet semata, sejumlah kecil sinar matahari setiap hari juga penting untuk kesehatan Anda (tanpa pembakaran).

Untuk info lebih lanjut tentang vitamin D dan manfaatnya untuk tubuh, Anda dapat membaca sebuah artikel menarik tentang mengapa vitamin D juga dapat membuat Anda nampak 5 tahun LEBIH MUDA!

Peraturan Makanan #14

Probiotik memang hebat!

Sama seperti kadar vitamin D, ini adalah zat terbaik yang dapat Anda manfaatkan untuk kesehatan. "Mikrobioma" dalam usus Anda disusun dari total TRILIUNAN mikroba dan ratusan jenis probiotik ramah ini. Probiotik berperan vital pada beberapa fungsi tubuh lebih dari perkiraan sebagian besar masyarakat.

Probiotik sama pentingnya dengan kadar vitamin D untuk memperkuat sistem kekebalan. Probiotik merupakan baris terdepan dalam hal mengatasi patogen dan mencegah penyakit. Selain itu, probiotik juga penting untuk saluran pencernaan Anda.

Bacalah Bab 7 Pengenalan Makanan Fermentasi untuk memahami bagaimana probiotik dapat memperbaiki saluran pencernaan dan juga sistem kekebalan sebagai sumber terbaik untuk membangun koloni sehat dalam sistem pencernaan Anda.

Peraturan Makanan #15

Terakhir, nikmati makanan Anda! Dan milikilah teman terbaik saat makan. Jangan hanya makan di depan televisi. Penelitian menunjukkan bahwa orang-orang secara tidak sadar akan memakan banyak kalori dan bertambahnya berat badan jika mereka makan sambil menonton televisi. Lebih baik fokuskan perhatian Anda pada makanan dan hindarilah gangguan … nikmatilah setiap gigitannya. Perhatikan dan nikmati rasa dan aroma lembut dari setiap gigitan. Ini akan membuat Anda lebih dapat menikmati makanan dan memakan lebih sedikit kalori.

Merancang Program Latihan Skoliosis Anda

Memang tidak mudah untuk menggantikan kebiasaan hidup kurang aktif menjadi kebiasaan aktif berolahraga. Latihan/ olahraga baik untuk tubuh manusia dan mencegah timbulnya penyakit pada tubuh manusia. Ada 3 jenis latihan yang efektif untuk lengkungan tulang belakang Anda.

LATIHAN PEREGANGAN UNTUK KESEIMBANGAN TUBUH

1. Fokuslah untuk meregangkan titik yang terasa kaku pada otot Anda, bukan titik rasa sakit.

2. Petakan skoliosis Anda per bulan dan catatlah area ketegangan, khususnya pada otot di sekitar tulang belakang.

3. Jika Anda ingin meningkatkan tingkat kesulitan dalam latihan peregangan dan tidak merasakan timbulnya gejala buruk setelah melakukan peregangan, maka Anda dapat melakukannya lebih lama.

LATIHAN STABILITAS INTI

1. Latihan stabilitas dasar dapat menjadi aktifitas signifikan yang dapat Anda lakukan untuk menstabilkan dan mendukung tulang belakang Anda.

2. Tes kekuatan dan stabilitas otot inti cukup efektif untuk mengetahui kekuatan asal dan ketahanan setiap saat. Lakukan secara rutin tiga atau empat kali per minggu hingga Anda dapat menyelesaikan tes seluruhnya dengan nyaman.

3. Begitu Anda dapat melengkapi uji stabilitas inti, Anda dapat melakukan latihan stabilitas dasar awal dan lanjutan yang ditujukan untuk area yang berbeda pada bagian tengah tubuh Anda.

LATIHAN PELURUSAN TUBUH

4. Latihan pelurusan tubuh secara berulang dapat memperkuat otot di sekitar tulang belakang, dan ini bermanfaat dalam perawatan penyakit yang berhubungan dengan tulang belakang.

5. Sebuah cermin atau rekan Anda dapat diminta untuk mengamati bagaimana cara Anda melakukan latihan untuk memastikan pelurusan tepat untuk tulang belakang.

Sebelum mulai latihan

Ingatlah untuk selalu:

- Dengarkan tubuh Anda. Gunakan sedikit waktu agar tubuh beradaptasi dengan latihan.

- Jangan berolahraga jika Anda merasa tidak sehat

- Gunakan pakaian yang tepat agar kulit dapat bernafas, dan gunakan sepatu yang nyaman untuk mendukung tulang belakang, panggul, lutut, engkel dan kaki.

- Jangan lupa melakukan pemanasan sebelum melakukan peregangan.

- Jika kelompok otot yang diregangkan tidak 100% sehat, hundarilah meregangkan area ini secara bersamaan. Konsentrasilah pada penyembuhan dan rehabilitasi sebagai prioritas partama.

- Jika pada saat melakukan latihan Anda mengalami rasa sakit atau rasa tidak nyaman yang tidak hilang sesudah 15 menit, hentikan latihan dan hubungi dokter Anda.

- Jangan lakukan olah raga secara berlebihan.

- Lakukan pendinginan dan peregangan sesudah melakukan latihan atau aktifitas fisik sama pentingnya dengan pemanasan.

- Hindari melakukan latihan dengan keras pada cuaca panas dan lembab.

- Minumlah cukup cairan sebelum, selama dan sesudah Anda melakukan latihan.

Merencanakan latihan Anda

Sebuah program latihan yang seimbang dapat memperbaiki kesehatan umum Anda, membangun ketahanan tubuh Anda, dan mendukung situasi emosi Anda. Sebuah rencana olahraga harus dibuat berdasarkan kebutuhan, tujuan dan sesuai dengan pola hidup Anda.

Pertama, Anda harus mengetahui situasi Anda:

* Berapa banyak waktu yang Anda miliki untuk berolahraga setiap hari?

  Jika Anda seorang pekerja dan mengkhawatirkan kekuatan fisik Anda, saya yakinkan Anda bahwa, para ilmuwan mengakui bahwa orang-orang yang berolahraga pada hari kerjanya menjadi lebih produktif, lebih bahagia dan mengalami lebih sedikit stres daripada mereka yang berolahraga di luar hari kerja.

* Aktivitas fisik apa yang Anda sukai?

  Carilah aktifitas fisik yang Anda sukai dan nikmatilah saat melakukannya

* Dimana Anda akan melakukan olahraga?

  Carilah tempat yang paling cocok untuk melakukan olahraga dan laksanakan rencana Anda

* Apakah peralatan yang Anda butuhkan untuk melakukan olahraga?

  Mungkin yang Anda miliki peralatan biasa seperti bola, atau meja, namun apa yang dapat Anda lakukan dengan peralatan tersebut adalah yang paling utama.

Buatlah sebuah rencana latihn agar tujuan bulanan dapat tercapai dan menyesuaikan aktifitas Anda sesuai suasana hati, perasaan dan ketersediaan.

Berikut adalah sebuah contoh dari rencana latihan mingguan. Silakan baca bab 14-18 "Program Pencegahan dan Penyembuhan Skoliosis untuk Anda" untuk membantu Anda memahami tubuh Anda dan mengatur jadwal Anda.

Ingat : Lakukan pemanasan dan pendinginan selama 10 menit sebelum dan sesudah melakukan latihan.

Aktvitas fisik lainnya dapat Anda lakukan dalam rencana latihan skoliosis dengan intensitas rendah. Latihan berikut dapat dilakukan secara tidak terbatas, yaitu:

- Bersepeda
- Latihan keseimbangan
- Aktifitas air, misalnya berenang
- Jalan cepat
- Naik turun tangga
- Yoga atau pilates

Satu-satunya olahraga yang buruk adalah olahraga yang tidak dilakukan

Membuat Tujuan Mingguan

Pada awal tiap minggu, jurnal Anda memiliki sebuah bagian dimana Anda dapat menyesuaikan tujuan nutrisional dan tujuan latihan. Tujuan ini harus spesifik dan dapat diukur/ dihitung. Contohnya, daripada mencantumkan "menghindari makanan manis," Anda dapat mengubahnya menjadi "membatasi satu makanan manis per hari" atau "mengganti soda dengan air mineral." Jangan menuliskan "lebih banyak latihan", namun tuliskanlah "selesaikan level 1 memegang papan selama 60 detik" atau "tambahkan 2 peregangan keseimbangan tubuh baru."

Pastikan tujuan Anda masuk akal. Jika Anda sebelumnya memakan semangkuk nasi atau roti untuk makan malam, jangan mendadak menghilangkan semua roti tawar atau nasi, sebaiknya buatlah pengurangan separuh porsi makan malam yang lebih praktis. Jika Anda adalah tipikal yang melakukan latihan dua kali seminggu, buatlah rencana untuk tiga sesi latihan.

Anda tidak perlu memaksa diri untuk menambah porsi latihan setiap minggunya. Lebih baik tetap fokus pada tujuan yang sama selama beberapa minggu, atau bahkan bulan, hingga latihan menjadi kebiasaan Anda dan Anda siap untuk mencapai level berikutnya. Mungkin Anda benar-benar ingin menguji diri Anda sendiri. Mungkin inilah minggu dimana Anda memutuskan untuk menyesuaikan menu sarapan dengan jenis metabolik Anda. Pertimbangkan juga kepribadian Anda. Beberapa orang berhasil karena tujuan mereka lebih moderat, sementara sebagian lainnya berhasil mencapai tujuan yang dibuat secara muluk-muluk.

Hari	Latihan	Intensitas	Durasi	Tujuan Bulanan
Senin	Bersepeda	ringan	15-30 min	40 min
Selasa	4 Peregangan untuk Keseimbangan Tubuh, 4 Latihan Stabilitas Inti, 3 Latihan Pelurusan Tubuh	Ikuti DVD dan instruksi dalam buku latihan		
Rabu	Berenang	ringan	15-30 min	40 min
Kamis	4 Peregangan untuk Keseimbangan Tubuh, 4 Latihan Stabilitas Inti, 3 Latihan Pelurusan Tubuh	Ikuti DVD dan instruksi dalam buku latihan		
Jumat	Yoga	menengah	15-30 min	40 min
Sabtu	Istirahat	N/A		
Minggu	4 Peregangan untuk Keseimbangan Tubuh, 4 Latihan Stabilitas Inti, 3 Latihan Pelurusan Tubuh	Ikuti DVD dan instruksi dalam buku latihan.		

Contoh Jadwal Latihan Mingguan

BAGIAN 2 *Jurnal Harian Skoliosis*

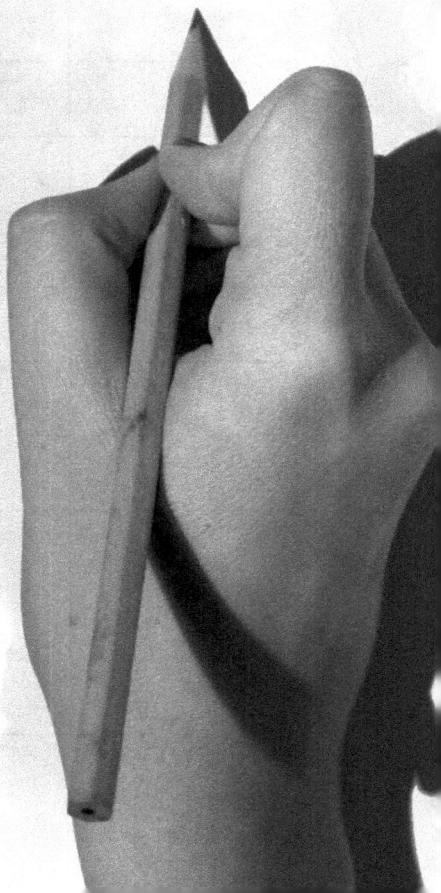

Log Mingguan Membentuk Kembali Tulang Belakang Anda

tanggal mulai _____

Jenis metabolik   ○ Tipe Karbo   ○ Tipe Campuran   ○ Tipe Protein

Lengkungan Skoliosis _____   ○ S-Bentuk   ○ C-Bentuk

Sudut Cobb _____ (jika ada)

Sudut Cobb _____

○ Kurang   ○ Normal   ○ Lebih

Monitoring mingguan untuk 12 minggu	Titik awal	Minggu 1	Minggu 2	Minggu 3	Minggu 4	Minggu 5	Minggu 6	Minggu 7	Minggu 8	Minggu 9	Minggu 10	Minggu 11	Minggu 12	Progres 12 minggu
Tinggi (inci atau m)														
Berat (lb atau kg)														
BMI														
Sudut Rotasi Batang (ATR) menggunakan ScolioTrack		N/A		N/A		N/A		N/A		N/A		N/A		
Apakah Anda melakukan X-ray baru-baru ini?	☐ Ya ☐ Tidak	N/A	N/A	N/A	☐ Ya ☐ Tidak	N/A	N/A	N/A	☐ Ya ☐ Tidak	N/A	N/A	N/A	☐ Ya ☐ Tidak	
Sudahkah Anda memetakan gejala skoliosis Anda?	☐ Ya ☐ Tidak	N/A	N/A	N/A	☐ Ya ☐ Tidak	N/A	N/A	N/A	☐ Ya ☐ Tidak	N/A	N/A	N/A	☐ Ya ☐ Tidak	
Sudahkah Anda menandai titik pemicu Anda?	☐ Ya ☐ Tidak	N/A	N/A	N/A	☐ Ya ☐ Tidak	N/A	N/A	N/A	☐ Ya ☐ Tidak	N/A	N/A	N/A	☐ Ya ☐ Tidak	

Minggu 1 : Peta Skoliosis

Sesuai dengan Bab 12 dalam **"Program Pencegahan dan Penyembuhan Skoliosis untuk Anda"** untuk mempelajari bagaimana memetakan skoliosis Anda. Dengan membiasakan diri Anda dengan skoliosis dan dimana lengkungannya dapat membantu merancang latihan yang tepat untuk Anda.

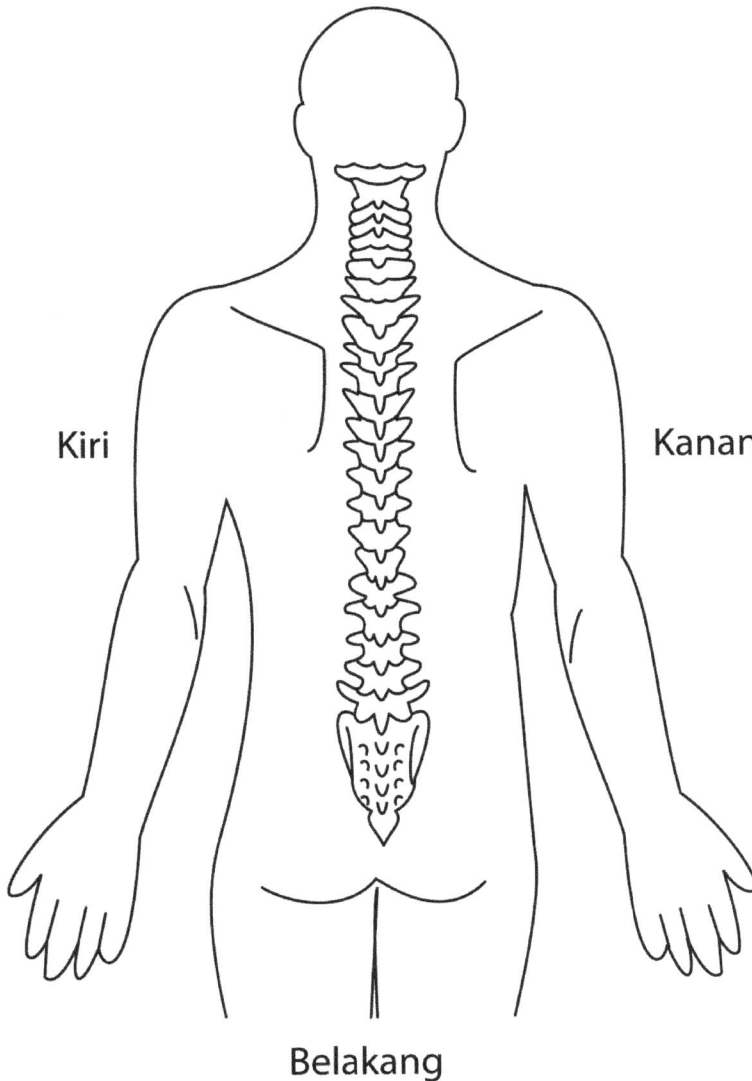

Kiri

Kanan

Belakang

Minggu 1 : Tinjauan Gejala Skoliosis

Untuk dapat menyembuhkan skoliosis Anda, penting untuk mengetahui otot mana yang mengalaminya, dan mengidentifikasi area punggung yang paling sering mengalami gejala seperti rasa sakit, mati rasa atau kesemutan. Dalam **"Program Pencegahan dan Penyembuhan Skoliosis Untuk Anda"** dijelaskan bagaimana pemetaan gejala yang berhubungan dengan skoliosis Anda. Anda dapat melakukan tinjauan ini setiap 4 minggu untuk memonitor perkembangan dan mencatat adanya perubahan pada gejala sementara Anda merawat skoliosis Anda.

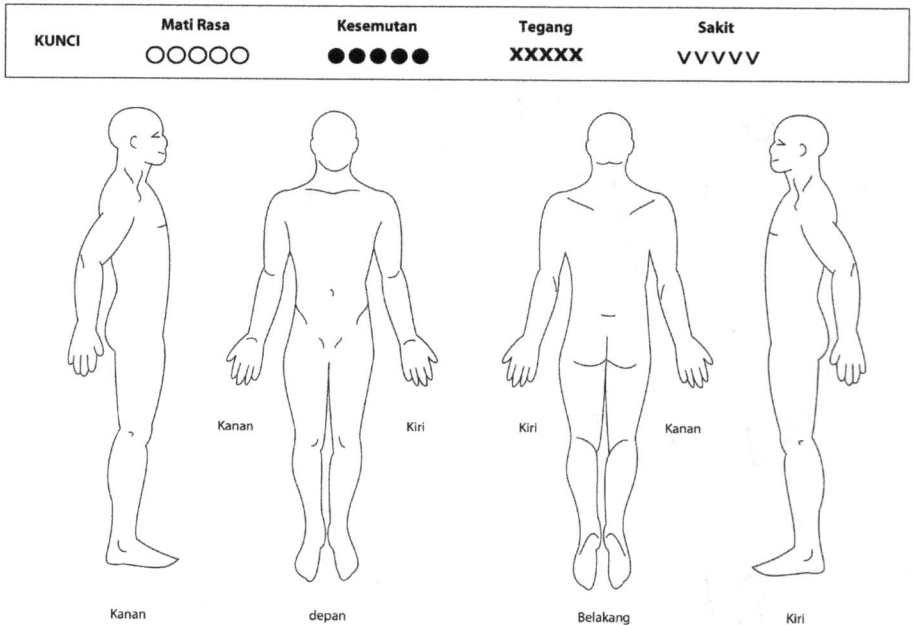

KUNCI	Mati Rasa	Kesemutan	Tegang	Sakit
	OOOOO	●●●●●	XXXXX	VVVVV

Kanan   Kiri   Kiri   Kanan

Kanan   depan   Belakang   Kiri

Minggu 1 : Pemetaan Simpul Otot

Bukalah Bab 17 Hidup dengan Skoliosis dalam "**Program Pencegahan dan Penyembuhan Skoliosis Untuk Anda**" untuk mengetahui bagaimana memetakan Simpul Otot Anda. Latihlah simpul otot ini 2-3 kali seminggu untuk mendapat perbaikan pada ketidakseimbangan otot dan rasa sakit. Isilah diagram simpul otot ini setiap 4 minggu untuk memonitor perkembangan Anda.

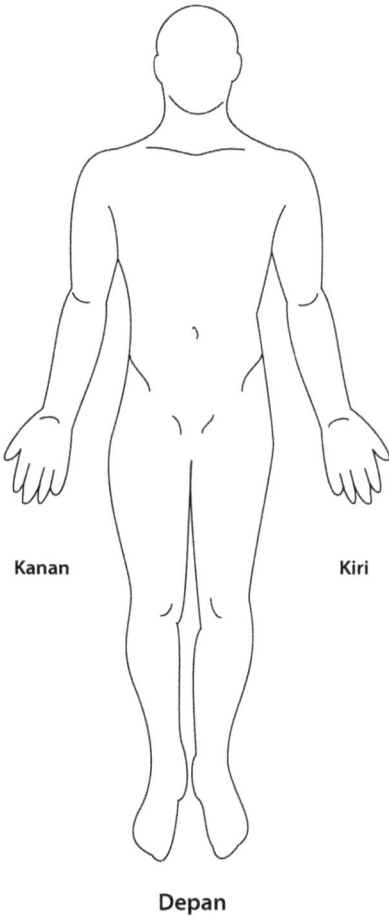

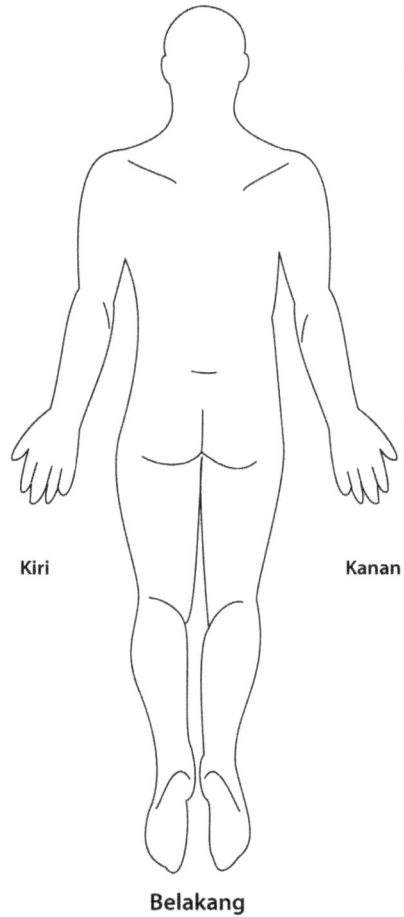

Kanan   Kiri   Kiri   Kanan

Depan   Belakang

JURNAL DIET DAN LATIHAN

MINGGU 1 / HARI 1

Tanggal : _____

Tujuan Diet dan Latihan : _____

_____

_____

_____

Makanan	Daftar Makanan yang Anda Makan	Catatan Tambahan
Sarapan		
Makan Siang		
Makan Malam		
Snack		

	Latihan	Durasi, Pengulangan dan Catatan Tambahan
Peregangan Keseimbangan Tubuh		
Latihan Stabilitas Dasar		
Latihan Pelurusan Tubuh		

« Ketika seseorang mengatakan « tidak » kepadaku, tak berarti aku tak bisa melakukannya, artinya aku hanya tak dapat melakukannya bersama mereka» - Karen E. Quinones Miller

KESEHATAN DI TANGAN ANDA

Lembar Catatan Pola Makan

☐ Sarapan   ☐ Makan siang   ☐ Makan malam

Reaksi Setelah Makan	Baik	Buruk
NAFSU MAKAN KEKENYANGAN/ KEPUASAN MENGIDAM MAKANAN MANIS	Setelah Makan … ☐ Merasa kenyang, puas ☐ TIDAK mengidam makanan manis ☐ TIDAK ingin makan lagi ☐ TIDAK merasa cepat lapar ☐ TIDAK perlu makan camilan sebelum jam makan selanjutnya	Setelah Makan … ☐ Merasa kenyang secara fisik tetapi masih lapar ☐ Tidak merasa puas; merasa seperti sesuatu terlewatkan dari makan ☐ Ingin makan makanan manis ☐ Merasa cepat lapar setelah jam makan ☐ Perlu camilan di antara jam makan
TINGKAT ENERGI	Respon energi normal terhadap makanan: ☐ Energi pulih setelah makan ☐ Memiliki perasaaan energi bagus, awet, "normal" dan sehat	Respon energi buruk terhadap makanan: ☐ Terlalu banyak atau terlalu sedikit energi ☐ Menjadi hiper, gelisah, gemetar, khawatir, atau terburu-buru ☐ Merasa hiper, tetapi aus "di dalam" ☐ Energi turun, lemas, lelah, mengantuk, lesu
KESEHATAN MENTAL EMOSIONAL	Kualitas Normal: ☐ Meningkatkan kesehatan ☐ Merasa energik dan segar kembali ☐ Meningkatkan emosi ☐ Memperbaiki kejelasan dan ketajaman pikiran ☐ Menormalkan proses berpikir	Abnormal qualities: ☐ Mental lambat, lamban, lalai ☐ Tidak mampu berpikir dengan cepat dan jelas ☐ Hiper, berpikir terlalu cepat ☐ Tidak mampu memusatkan / mempertahankan perhatian ☐ Sifat hipo: apatis, depresi, sedih ☐ Sifat hiper: cemas, obsesif, takut, marah, mudah marah, atau pemarah, dll.

JURNAL DIET DAN LATIHAN   MINGGU 1 / HARI 2

Tanggal : _____

Tujuan Diet dan Latihan : _____

_____

_____

_____

_____

Makanan	Daftar Makanan yang Anda Makan	Catatan Tambahan
Sarapan		
Makan Siang		
Makan Malam		
Snack		

	Latihan	Durasi, Pengulangan dan Catatan Tambahan
Peregangan Keseimbangan Tubuh		
Latihan Stabilitas Dasar		
Latihan Pelurusan Tubuh		

« Percayalah bahwa hidup itu berharga untuk dijalani dan kepercayaan Anda akan membentuknya »
- William James

KESEHATAN DI
TANGAN ANDA

Lembar Catatan Pola Makan

☐ Sarapan ☐ Makan siang ☐ Makan malam

Reaksi Setelah Makan	Baik	Buruk
NAFSU MAKAN KEKENYANGAN/ KEPUASAN MENGIDAM MAKANAN MANIS	Setelah Makan … ☐ Merasa kenyang, puas ☐ TIDAK mengidam makanan manis ☐ TIDAK ingin makan lagi ☐ TIDAK merasa cepat lapar ☐ TIDAK perlu makan camilan sebelum jam makan selanjutnya	Setelah Makan … ☐ Merasa kenyang secara fisik tetapi masih lapar ☐ Tidak merasa puas; merasa seperti sesuatu terlewatkan dari makan ☐ Ingin makan makanan manis ☐ Merasa cepat lapar setelah jam makan ☐ Perlu camilan di antara jam makan
TINGKAT ENERGI	Respon energi normal terhadap makanan: ☐ Energi pulih setelah makan ☐ Memiliki perasaaan energi bagus, awet, "normal" dan sehat	Respon energi buruk terhadap makanan: ☐ Terlalu banyak atau terlalu sedikit energi ☐ Menjadi hiper, gelisah, gemetar, khawatir, atau terburu-buru ☐ Merasa hiper, tetapi aus "di dalam" ☐ Energi turun, lemas, lelah, mengantuk, lesu
KESEHATAN MENTAL EMOSIONAL	Kualitas Normal: ☐ Meningkatkan kesehatan ☐ Merasa energik dan segar kembali ☐ Meningkatkan emosi ☐ Memperbaiki kejelasan dan ketajaman pikiran ☐ Menormalkan proses berpikir	Abnormal qualities: ☐ Mental lambat, lamban, lalai ☐ Tidak mampu berpikir dengan cepat dan jelas ☐ Hiper, berpikir terlalu cepat ☐ Tidak mampu memusatkan / mempertahankan perhatian ☐ Sifat hipo: apatis, depresi, sedih ☐ Sifat hiper: cemas, obsesif, takut, marah, mudah marah, atau pemarah, dll.

JURNAL DIET DAN LATIHAN   MINGGU 1 / HARI 3

Tanggal : _____

Tujuan Diet dan Latihan : _____

_____

_____

_____

_____

Makanan	Daftar Makanan yang Anda Makan	Catatan Tambahan
Sarapan		
Makan Siang		
Makan Malam		
Snack		

	Latihan	Durasi, Pengulangan dan Catatan Tambahan
Peregangan Keseimbangan Tubuh		
Latihan Stabilitas Dasar		
Latihan Pelurusan Tubuh		

« Keadaan Anda saat ini tidak memutuskan kemana Anda dapat pergi ;
mereka hanya menunjukkan dimana Anda mulai » - Nido Qubein

Lembar Catatan Pola Makan		
☐ Sarapan ☐ Makan siang ☐ Makan malam		
Reaksi Setelah Makan	Baik	Buruk
NAFSU MAKAN KEKENYANGAN/ KEPUASAN MENGIDAM MAKANAN MANIS	Setelah Makan … ☐ Merasa kenyang, puas ☐ TIDAK mengidam makanan manis ☐ TIDAK ingin makan lagi ☐ TIDAK merasa cepat lapar ☐ TIDAK perlu makan camilan sebelum jam makan selanjutnya	Setelah Makan … ☐ Merasa kenyang secara fisik tetapi masih lapar ☐ Tidak merasa puas; merasa seperti sesuatu terlewatkan dari makan ☐ Ingin makan makanan manis ☐ Merasa cepat lapar setelah jam makan ☐ Perlu camilan di antara jam makan
TINGKAT ENERGI	Respon energi normal terhadap makanan: ☐ Energi pulih setelah makan ☐ Memiliki perasaaan energi bagus, awet, "normal" dan sehat	Respon energi buruk terhadap makanan: ☐ Terlalu banyak atau terlalu sedikit energi ☐ Menjadi hiper, gelisah, gemetar, khawatir, atau terburu-buru ☐ Merasa hiper, tetapi aus "di dalam" ☐ Energi turun, lemas, lelah, mengantuk, lesu
KESEHATAN MENTAL EMOSIONAL	Kualitas Normal: ☐ Meningkatkan kesehatan ☐ Merasa energik dan segar kembali ☐ Meningkatkan emosi ☐ Memperbaiki kejelasan dan ketajaman pikiran ☐ Menormalkan proses berpikir	Abnormal qualities: ☐ Mental lambat, lamban, lalai ☐ Tidak mampu berpikir dengan cepat dan jelas ☐ Hiper, berpikir terlalu cepat ☐ Tidak mampu memusatkan / mempertahankan perhatian ☐ Sifat hipo: apatis, depresi, sedih ☐ Sifat hiper: cemas, obsesif, takut, marah, mudah marah, atau pemarah, dll.

JURNAL DIET DAN LATIHAN   MINGGU 1 / HARI 4

Tanggal : _____

Tujuan Diet dan Latihan : _____

_____

_____

_____

_____

Makanan	Daftar Makanan yang Anda Makan	Catatan Tambahan
Sarapan		
Makan Siang		
Makan Malam		
Snack		

	Latihan	Durasi, Pengulangan dan Catatan Tambahan
Peregangan Keseimbangan Tubuh		
Latihan Stabilitas Dasar		
Latihan Pelurusan Tubuh		

> « Pertama katakan pada diri Anda ingin menjadi apa, kemudian lakukan apa yang harus Anda lakukan»
> - Epictetus

Lembar Catatan Pola Makan

☐ Sarapan   ☐ Makan siang   ☐ Makan malam

Reaksi Setelah Makan	Baik	Buruk
NAFSU MAKAN KEKENYANGAN/ KEPUASAN MENGIDAM MAKANAN MANIS	Setelah Makan … ☐ Merasa kenyang, puas ☐ TIDAK mengidam makanan manis ☐ TIDAK ingin makan lagi ☐ TIDAK merasa cepat lapar ☐ TIDAK perlu makan camilan sebelum jam makan selanjutnya	Setelah Makan … ☐ Merasa kenyang secara fisik tetapi masih lapar ☐ Tidak merasa puas; merasa seperti sesuatu terlewatkan dari makan ☐ Ingin makan makanan manis ☐ Merasa cepat lapar setelah jam makan ☐ Perlu camilan di antara jam makan
TINGKAT ENERGI	Respon energi normal terhadap makanan: ☐ Energi pulih setelah makan ☐ Memiliki perasaaan energi bagus, awet, "normal" dan sehat	Respon energi buruk terhadap makanan: ☐ Terlalu banyak atau terlalu sedikit energi ☐ Menjadi hiper, gelisah, gemetar, khawatir, atau terburu-buru ☐ Merasa hiper, tetapi aus "di dalam" ☐ Energi turun, lemas, lelah, mengantuk, lesu
KESEHATAN MENTAL EMOSIONAL	Kualitas Normal: ☐ Meningkatkan kesehatan ☐ Merasa energik dan segar kembali ☐ Meningkatkan emosi ☐ Memperbaiki kejelasan dan ketajaman pikiran ☐ Menormalkan proses berpikir	Abnormal qualities: ☐ Mental lambat, lamban, lalai ☐ Tidak mampu berpikir dengan cepat dan jelas ☐ Hiper, berpikir terlalu cepat ☐ Tidak mampu memusatkan / mempertahankan perhatian ☐ Sifat hipo: apatis, depresi, sedih ☐ Sifat hiper: cemas, obsesif, takut, marah, mudah marah, atau pemarah, dll.

JURNAL DIET DAN LATIHAN

MINGGU 1 / HARI 5

Tanggal : _____

Tujuan Diet dan Latihan : _____

_____

_____

_____

_____

Makanan	Daftar Makanan yang Anda Makan	Catatan Tambahan
Sarapan		
Makan Siang		
Makan Malam		
Snack		

	Latihan	Durasi, Pengulangan dan Catatan Tambahan
Peregangan Keseimbangan Tubuh		
Latihan Stabilitas Dasar		
Latihan Pelurusan Tubuh		

« Apa yang tidak membunuh menjadikan kita lebih kuat»
- Friedrich Nietzche

KESEHATAN DI TANGAN ANDA

Lembar Catatan Pola Makan

☐ Sarapan ☐ Makan siang ☐ Makan malam

Reaksi Setelah Makan	Baik	Buruk
NAFSU MAKAN KEKENYANGAN/ KEPUASAN MENGIDAM MAKANAN MANIS	Setelah Makan … ☐ Merasa kenyang, puas ☐ TIDAK mengidam makanan manis ☐ TIDAK ingin makan lagi ☐ TIDAK merasa cepat lapar ☐ TIDAK perlu makan camilan sebelum jam makan selanjutnya	Setelah Makan … ☐ Merasa kenyang secara fisik tetapi masih lapar ☐ Tidak merasa puas; merasa seperti sesuatu terlewatkan dari makan ☐ Ingin makan makanan manis ☐ Merasa cepat lapar setelah jam makan ☐ Perlu camilan di antara jam makan
TINGKAT ENERGI	Respon energi normal terhadap makanan: ☐ Energi pulih setelah makan ☐ Memiliki perasaaan energi bagus, awet, "normal" dan sehat	Respon energi buruk terhadap makanan: ☐ Terlalu banyak atau terlalu sedikit energi ☐ Menjadi hiper, gelisah, gemetar, khawatir, atau terburu-buru ☐ Merasa hiper, tetapi aus "di dalam" ☐ Energi turun, lemas, lelah, mengantuk, lesu
KESEHATAN MENTAL EMOSIONAL	Kualitas Normal: ☐ Meningkatkan kesehatan ☐ Merasa energik dan segar kembali ☐ Meningkatkan emosi ☐ Memperbaiki kejelasan dan ketajaman pikiran ☐ Menormalkan proses berpikir	Abnormal qualities: ☐ Mental lambat, lamban, lalai ☐ Tidak mampu berpikir dengan cepat dan jelas ☐ Hiper, berpikir terlalu cepat ☐ Tidak mampu memusatkan / mempertahankan perhatian ☐ Sifat hipo: apatis, depresi, sedih ☐ Sifat hiper: cemas, obsesif, takut, marah, mudah marah, atau pemarah, dll.

JURNAL DIET DAN LATIHAN   MINGGU 1 / HARI 6

Tanggal : _____

Tujuan Diet dan Latihan : _____

_____

_____

_____

_____

Makanan	Daftar Makanan yang Anda Makan	Catatan Tambahan
Sarapan		
Makan Siang		
Makan Malam		
Snack		

	Latihan	Durasi, Pengulangan dan Catatan Tambahan
Peregangan Keseimbangan Tubuh		
Latihan Stabilitas Dasar		
Latihan Pelurusan Tubuh		

« Sebuah hidup yang dihabiskan untuk membuat kesalahan adalah lebih terhormat, dan lebih berguna daripada kehidupan yang dihabiskan tanpa melakukan apapun» - George Bernard Shaw

KESEHATAN DI TANGAN ANDA

KESEHATAN DI TANGAN ANDA | www.HIYH.info

Lembar Catatan Pola Makan		
☐ Sarapan ☐ Makan siang ☐ Makan malam		
Reaksi Setelah Makan	Baik	Buruk
NAFSU MAKAN KEKENYANGAN/ KEPUASAN MENGIDAM MAKANAN MANIS	Setelah Makan … ☐ Merasa kenyang, puas ☐ TIDAK mengidam makanan manis ☐ TIDAK ingin makan lagi ☐ TIDAK merasa cepat lapar ☐ TIDAK perlu makan camilan sebelum jam makan selanjutnya	Setelah Makan … ☐ Merasa kenyang secara fisik tetapi masih lapar ☐ Tidak merasa puas; merasa seperti sesuatu terlewatkan dari makan ☐ Ingin makan makanan manis ☐ Merasa cepat lapar setelah jam makan ☐ Perlu camilan di antara jam makan
TINGKAT ENERGI	Respon energi normal terhadap makanan: ☐ Energi pulih setelah makan ☐ Memiliki perasaaan energi bagus, awet, "normal" dan sehat	Respon energi buruk terhadap makanan: ☐ Terlalu banyak atau terlalu sedikit energi ☐ Menjadi hiper, gelisah, gemetar, khawatir, atau terburu-buru ☐ Merasa hiper, tetapi aus "di dalam" ☐ Energi turun, lemas, lelah, mengantuk, lesu
KESEHATAN MENTAL EMOSIONAL	Kualitas Normal: ☐ Meningkatkan kesehatan ☐ Merasa energik dan segar kembali ☐ Meningkatkan emosi ☐ Memperbaiki kejelasan dan ketajaman pikiran ☐ Menormalkan proses berpikir	Abnormal qualities: ☐ Mental lambat, lamban, lalai ☐ Tidak mampu berpikir dengan cepat dan jelas ☐ Hiper, berpikir terlalu cepat ☐ Tidak mampu memusatkan / mempertahankan perhatian ☐ Sifat hipo: apatis, depresi, sedih ☐ Sifat hiper: cemas, obsesif, takut, marah, mudah marah, atau pemarah, dll.

JURNAL DIET DAN LATIHAN   MINGGU 1 / HARI 7

Tanggal : _____

Tujuan Diet dan Latihan : _____

_____

_____

_____

_____

Makanan	Daftar Makanan yang Anda Makan	Catatan Tambahan
Sarapan		
Makan Siang		
Makan Malam		
Snack		

	Latihan	Durasi, Pengulangan dan Catatan Tambahan
Peregangan Keseimbangan Tubuh		
Latihan Stabilitas Dasar		
Latihan Pelurusan Tubuh		

> « Kehidupan bukanlah tentang mencari diri Anda. Kehidupan adalah tentang membuat diri Anda sendiri»
> - George Bernard Shaw

66

Lembar Catatan Pola Makan

☐ Sarapan   ☐ Makan siang   ☐ Makan malam

Reaksi Setelah Makan	Baik	Buruk
NAFSU MAKAN KEKENYANGAN/ KEPUASAN MENGIDAM MAKANAN MANIS	Setelah Makan … ☐ Merasa kenyang, puas ☐ TIDAK mengidam makanan manis ☐ TIDAK ingin makan lagi ☐ TIDAK merasa cepat lapar ☐ TIDAK perlu makan camilan sebelum jam makan selanjutnya	Setelah Makan … ☐ Merasa kenyang secara fisik tetapi masih lapar ☐ Tidak merasa puas; merasa seperti sesuatu terlewatkan dari makan ☐ Ingin makan makanan manis ☐ Merasa cepat lapar setelah jam makan ☐ Perlu camilan di antara jam makan
TINGKAT ENERGI	Respon energi normal terhadap makanan: ☐ Energi pulih setelah makan ☐ Memiliki perasaaan energi bagus, awet, "normal" dan sehat	Respon energi buruk terhadap makanan: ☐ Terlalu banyak atau terlalu sedikit energi ☐ Menjadi hiper, gelisah, gemetar, khawatir, atau terburu-buru ☐ Merasa hiper, tetapi aus "di dalam" ☐ Energi turun, lemas, lelah, mengantuk, lesu
KESEHATAN MENTAL EMOSIONAL	Kualitas Normal: ☐ Meningkatkan kesehatan ☐ Merasa energik dan segar kembali ☐ Meningkatkan emosi ☐ Memperbaiki kejelasan dan ketajaman pikiran ☐ Menormalkan proses berpikir	Abnormal qualities: ☐ Mental lambat, lamban, lalai ☐ Tidak mampu berpikir dengan cepat dan jelas ☐ Hiper, berpikir terlalu cepat ☐ Tidak mampu memusatkan / mempertahankan perhatian ☐ Sifat hipo: apatis, depresi, sedih ☐ Sifat hiper: cemas, obsesif, takut, marah, mudah marah, atau pemarah, dll.

JURNAL DIET DAN LATIHAN

MINGGU 2 / HARI 8

Tanggal : _____

Tujuan Diet dan Latihan : _____

_____

_____

_____

_____

Makanan	Daftar Makanan yang Anda Makan	Catatan Tambahan
Sarapan		
Makan Siang		
Makan Malam		
Snack		

	Latihan	Durasi, Pengulangan dan Catatan Tambahan
Peregangan Keseimbangan Tubuh		
Latihan Stabilitas Dasar		
Latihan Pelurusan Tubuh		

« Sebuah perjalanan yang menempuh ribuan mil dimulai dengan satu langkah»
- Lao Tzu

Lembar Catatan Pola Makan		
☐ Sarapan ☐ Makan siang ☐ Makan malam		
Reaksi Setelah Makan	**Baik**	**Buruk**
NAFSU MAKAN KEKENYANGAN/ KEPUASAN MENGIDAM MAKANAN MANIS	Setelah Makan … ☐ Merasa kenyang, puas ☐ TIDAK mengidam makanan manis ☐ TIDAK ingin makan lagi ☐ TIDAK merasa cepat lapar ☐ TIDAK perlu makan camilan sebelum jam makan selanjutnya	Setelah Makan … ☐ Merasa kenyang secara fisik tetapi masih lapar ☐ Tidak merasa puas; merasa seperti sesuatu terlewatkan dari makan ☐ Ingin makan makanan manis ☐ Merasa cepat lapar setelah jam makan ☐ Perlu camilan di antara jam makan
TINGKAT ENERGI	Respon energi normal terhadap makanan: ☐ Energi pulih setelah makan ☐ Memiliki perasaaan energi bagus, awet, "normal" dan sehat	Respon energi buruk terhadap makanan: ☐ Terlalu banyak atau terlalu sedikit energi ☐ Menjadi hiper, gelisah, gemetar, khawatir, atau terburu-buru ☐ Merasa hiper, tetapi aus "di dalam" ☐ Energi turun, lemas, lelah, mengantuk, lesu
KESEHATAN MENTAL EMOSIONAL	Kualitas Normal: ☐ Meningkatkan kesehatan ☐ Merasa energik dan segar kembali ☐ Meningkatkan emosi ☐ Memperbaiki kejelasan dan ketajaman pikiran ☐ Menormalkan proses berpikir	Abnormal qualities: ☐ Mental lambat, lamban, lalai ☐ Tidak mampu berpikir dengan cepat dan jelas ☐ Hiper, berpikir terlalu cepat ☐ Tidak mampu memusatkan / mempertahankan perhatian ☐ Sifat hipo: apatis, depresi, sedih ☐ Sifat hiper: cemas, obsesif, takut, marah, mudah marah, atau pemarah, dll.

JURNAL DIET DAN LATIHAN   MINGGU 2 / HARI 9

Tanggal : _____

Tujuan Diet dan Latihan : _____

_____

_____

_____

Makanan	Daftar Makanan yang Anda Makan	Catatan Tambahan
Sarapan		
Makan Siang		
Makan Malam		
Snack		

	Latihan	Durasi, Pengulangan dan Catatan Tambahan
Peregangan Keseimbangan Tubuh		
Latihan Stabilitas Dasar		
Latihan Pelurusan Tubuh		

« Anda hanya hidup sekali, namun jika Anda gunakan dengan tepat, maka hidup sekalipun sudah cukup»
- Mae West

KESEHATAN DI
TANGAN ANDA

Lembar Catatan Pola Makan		
☐ Sarapan ☐ Makan siang ☐ Makan malam		
Reaksi Setelah Makan	Baik	Buruk
NAFSU MAKAN KEKENYANGAN/ KEPUASAN MENGIDAM MAKANAN MANIS	Setelah Makan … ☐ Merasa kenyang, puas ☐ TIDAK mengidam makanan manis ☐ TIDAK ingin makan lagi ☐ TIDAK merasa cepat lapar ☐ TIDAK perlu makan camilan sebelum jam makan selanjutnya	Setelah Makan … ☐ Merasa kenyang secara fisik tetapi masih lapar ☐ Tidak merasa puas; merasa seperti sesuatu terlewatkan dari makan ☐ Ingin makan makanan manis ☐ Merasa cepat lapar setelah jam makan ☐ Perlu camilan di antara jam makan
TINGKAT ENERGI	Respon energi normal terhadap makanan: ☐ Energi pulih setelah makan ☐ Memiliki perasaaan energi bagus, awet, "normal" dan sehat	Respon energi buruk terhadap makanan: ☐ Terlalu banyak atau terlalu sedikit energi ☐ Menjadi hiper, gelisah, gemetar, khawatir, atau terburu-buru ☐ Merasa hiper, tetapi aus "di dalam" ☐ Energi turun, lemas, lelah, mengantuk, lesu
KESEHATAN MENTAL EMOSIONAL	Kualitas Normal: ☐ Meningkatkan kesehatan ☐ Merasa energik dan segar kembali ☐ Meningkatkan emosi ☐ Memperbaiki kejelasan dan ketajaman pikiran ☐ Menormalkan proses berpikir	Abnormal qualities: ☐ Mental lambat, lamban, lalai ☐ Tidak mampu berpikir dengan cepat dan jelas ☐ Hiper, berpikir terlalu cepat ☐ Tidak mampu memusatkan / mempertahankan perhatian ☐ Sifat hipo: apatis, depresi, sedih ☐ Sifat hiper: cemas, obsesif, takut, marah, mudah marah, atau pemarah, dll.

JURNAL DIET DAN LATIHAN

MINGGU 2 / HARI 10

Tanggal : _____

Tujuan Diet dan Latihan : _____

_____

_____

_____

_____

Makanan	Daftar Makanan yang Anda Makan	Catatan Tambahan
Sarapan		
Makan Siang		
Makan Malam		
Snack		

	Latihan	Durasi, Pengulangan dan Catatan Tambahan
Peregangan Keseimbangan Tubuh		
Latihan Stabilitas Dasar		
Latihan Pelurusan Tubuh		

> « Hanya ada dua cara untuk menjalani kehidupan Anda. Yang pertama adalah hidup seolah-olah tidak ada keajaiban. Sedangkan lainnya adalah hidup seolah-olah semua adalah keajaiban» - Albert Einstein

KESEHATAN DI TANGAN ANDA

Lembar Catatan Pola Makan

☐ Sarapan   ☐ Makan siang   ☐ Makan malam

Reaksi Setelah Makan	Baik	Buruk
NAFSU MAKAN KEKENYANGAN/ KEPUASAAN MENGIDAM MAKANAN MANIS	Setelah Makan … ☐ Merasa kenyang, puas ☐ TIDAK mengidam makanan manis ☐ TIDAK ingin makan lagi ☐ TIDAK merasa cepat lapar ☐ TIDAK perlu makan camilan sebelum jam makan selanjutnya	Setelah Makan … ☐ Merasa kenyang secara fisik tetapi masih lapar ☐ Tidak merasa puas; merasa seperti sesuatu terlewatkan dari makan ☐ Ingin makan makanan manis ☐ Merasa cepat lapar setelah jam makan ☐ Perlu camilan di antara jam makan
TINGKAT ENERGI	Respon energi normal terhadap makanan: ☐ Energi pulih setelah makan ☐ Memiliki perasaaan energi bagus, awet, "normal" dan sehat	Respon energi buruk terhadap makanan: ☐ Terlalu banyak atau terlalu sedikit energi ☐ Menjadi hiper, gelisah, gemetar, khawatir, atau terburu-buru ☐ Merasa hiper, tetapi aus "di dalam" ☐ Energi turun, lemas, lelah, mengantuk, lesu
KESEHATAN MENTAL EMOSIONAL	Kualitas Normal: ☐ Meningkatkan kesehatan ☐ Merasa energik dan segar kembali ☐ Meningkatkan emosi ☐ Memperbaiki kejelasan dan ketajaman pikiran ☐ Menormalkan proses berpikir	Abnormal qualities: ☐ Mental lambat, lamban, lalai ☐ Tidak mampu berpikir dengan cepat dan jelas ☐ Hiper, berpikir terlalu cepat ☐ Tidak mampu memusatkan / mempertahankan perhatian ☐ Sifat hipo: apatis, depresi, sedih ☐ Sifat hiper: cemas, obsesif, takut, marah, mudah marah, atau pemarah, dll.

JURNAL DIET DAN LATIHAN   MINGGU 2 / HARI 11

Tanggal : _____

Tujuan Diet dan Latihan : _____

_____

_____

_____

_____

Makanan	Daftar Makanan yang Anda Makan	Catatan Tambahan
Sarapan		
Makan Siang		
Makan Malam		
Snack		

	Latihan	Durasi, Pengulangan dan Catatan Tambahan
Peregangan Keseimbangan Tubuh		
Latihan Stabilitas Dasar		
Latihan Pelurusan Tubuh		

« Satu-satunya cara untuk memulai adalah berhenti berbicara dan mulai melakukan (nya)»
- Walt Disney Company

KESEHATAN DI
TANGAN ANDA

Lembar Catatan Pola Makan		
☐ Sarapan ☐ Makan siang ☐ Makan malam		
Reaksi Setelah Makan	Baik	Buruk
NAFSU MAKAN KEKENYANGAN/ KEPUASAN MENGIDAM MAKANAN MANIS	Setelah Makan … ☐ Merasa kenyang, puas ☐ TIDAK mengidam makanan manis ☐ TIDAK ingin makan lagi ☐ TIDAK merasa cepat lapar ☐ TIDAK perlu makan camilan sebelum jam makan selanjutnya	Setelah Makan … ☐ Merasa kenyang secara fisik tetapi masih lapar ☐ Tidak merasa puas; merasa seperti sesuatu terlewatkan dari makan ☐ Ingin makan makanan manis ☐ Merasa cepat lapar setelah jam makan ☐ Perlu camilan di antara jam makan
TINGKAT ENERGI	Respon energi normal terhadap makanan: ☐ Energi pulih setelah makan ☐ Memiliki perasaaan energi bagus, awet, "normal" dan sehat	Respon energi buruk terhadap makanan: ☐ Terlalu banyak atau terlalu sedikit energi ☐ Menjadi hiper, gelisah, gemetar, khawatir, atau terburu-buru ☐ Merasa hiper, tetapi aus "di dalam" ☐ Energi turun, lemas, lelah, mengantuk, lesu
KESEHATAN MENTAL EMOSIONAL	Kualitas Normal: ☐ Meningkatkan kesehatan ☐ Merasa energik dan segar kembali ☐ Meningkatkan emosi ☐ Memperbaiki kejelasan dan ketajaman pikiran ☐ Menormalkan proses berpikir	Abnormal qualities: ☐ Mental lambat, lamban, lalai ☐ Tidak mampu berpikir dengan cepat dan jelas ☐ Hiper, berpikir terlalu cepat ☐ Tidak mampu memusatkan / mempertahankan perhatian ☐ Sifat hipo: apatis, depresi, sedih ☐ Sifat hiper: cemas, obsesif, takut, marah, mudah marah, atau pemarah, dll.

JURNAL DIET DAN LATIHAN   MINGGU 2 / HARI 12

Tanggal : _____

Tujuan Diet dan Latihan : _____

_____

_____

_____

_____

Makanan	Daftar Makanan yang Anda Makan	Catatan Tambahan
Sarapan		
Makan Siang		
Makan Malam		
Snack		

	Latihan	Durasi, Pengulangan dan Catatan Tambahan
Peregangan Keseimbangan Tubuh		
Latihan Stabilitas Dasar		
Latihan Pelurusan Tubuh		

«Anda mungkin kecewa jika mengalami kegagalan, namun
Anda akan mengalami bencana jika tidak mencoba» - Beverly Sils

KESEHATAN DI
TANGAN ANDA

Lembar Catatan Pola Makan

☐ Sarapan   ☐ Makan siang   ☐ Makan malam

Reaksi Setelah Makan	Baik	Buruk
NAFSU MAKAN KEKENYANGAN/ KEPUASAN MENGIDAM MAKANAN MANIS	Setelah Makan … ☐ Merasa kenyang, puas ☐ TIDAK mengidam makanan manis ☐ TIDAK ingin makan lagi ☐ TIDAK merasa cepat lapar ☐ TIDAK perlu makan camilan sebelum jam makan selanjutnya	Setelah Makan … ☐ Merasa kenyang secara fisik tetapi masih lapar ☐ Tidak merasa puas; merasa seperti sesuatu terlewatkan dari makan ☐ Ingin makan makanan manis ☐ Merasa cepat lapar setelah jam makan ☐ Perlu camilan di antara jam makan
TINGKAT ENERGI	Respon energi normal terhadap makanan: ☐ Energi pulih setelah makan ☐ Memiliki perasaaan energi bagus, awet, "normal" dan sehat	Respon energi buruk terhadap makanan: ☐ Terlalu banyak atau terlalu sedikit energi ☐ Menjadi hiper, gelisah, gemetar, khawatir, atau terburu-buru ☐ Merasa hiper, tetapi aus "di dalam" ☐ Energi turun, lemas, lelah, mengantuk, lesu
KESEHATAN MENTAL EMOSIONAL	Kualitas Normal: ☐ Meningkatkan kesehatan ☐ Merasa energik dan segar kembali ☐ Meningkatkan emosi ☐ Memperbaiki kejelasan dan ketajaman pikiran ☐ Menormalkan proses berpikir	Abnormal qualities: ☐ Mental lambat, lamban, lalai ☐ Tidak mampu berpikir dengan cepat dan jelas ☐ Hiper, berpikir terlalu cepat ☐ Tidak mampu memusatkan / mempertahankan perhatian ☐ Sifat hipo: apatis, depresi, sedih ☐ Sifat hiper: cemas, obsesif, takut, marah, mudah marah, atau pemarah, dll.

JURNAL DIET DAN LATIHAN   MINGGU 2 / HARI 13

Tanggal : _____

Tujuan Diet dan Latihan : _____

_____

_____

_____

_____

Makanan	Daftar Makanan yang Anda Makan	Catatan Tambahan
Sarapan		
Makan Siang		
Makan Malam		
Snack		

	Latihan	Durasi, Pengulangan dan Catatan Tambahan
Peregangan Keseimbangan Tubuh		
Latihan Stabilitas Dasar		
Latihan Pelurusan Tubuh		

«Mengenali diri Anda sendiri adalah awal dari semua kebijaksanaan» - Aristoteles

KESEHATAN DI
TANGAN ANDA

Lembar Catatan Pola Makan

☐ Sarapan   ☐ Makan siang   ☐ Makan malam

Reaksi Setelah Makan	Baik	Buruk
NAFSU MAKAN KEKENYANGAN/ KEPUASAN MENGIDAM MAKANAN MANIS	Setelah Makan … ☐ Merasa kenyang, puas ☐ TIDAK mengidam makanan manis ☐ TIDAK ingin makan lagi ☐ TIDAK merasa cepat lapar ☐ TIDAK perlu makan camilan sebelum jam makan selanjutnya	Setelah Makan … ☐ Merasa kenyang secara fisik tetapi masih lapar ☐ Tidak merasa puas; merasa seperti sesuatu terlewatkan dari makan ☐ Ingin makan makanan manis ☐ Merasa cepat lapar setelah jam makan ☐ Perlu camilan di antara jam makan
TINGKAT ENERGI	Respon energi normal terhadap makanan: ☐ Energi pulih setelah makan ☐ Memiliki perasaaan energi bagus, awet, "normal" dan sehat	Respon energi buruk terhadap makanan: ☐ Terlalu banyak atau terlalu sedikit energi ☐ Menjadi hiper, gelisah, gemetar, khawatir, atau terburu-buru ☐ Merasa hiper, tetapi aus "di dalam" ☐ Energi turun, lemas, lelah, mengantuk, lesu
KESEHATAN MENTAL EMOSIONAL	Kualitas Normal: ☐ Meningkatkan kesehatan ☐ Merasa energik dan segar kembali ☐ Meningkatkan emosi ☐ Memperbaiki kejelasan dan ketajaman pikiran ☐ Menormalkan proses berpikir	Abnormal qualities: ☐ Mental lambat, lamban, lalai ☐ Tidak mampu berpikir dengan cepat dan jelas ☐ Hiper, berpikir terlalu cepat ☐ Tidak mampu memusatkan / mempertahankan perhatian ☐ Sifat hipo: apatis, depresi, sedih ☐ Sifat hiper: cemas, obsesif, takut, marah, mudah marah, atau pemarah, dll.

JURNAL DIET DAN LATIHAN   MINGGU 2 / HARI 14

Tanggal : _____

Tujuan Diet dan Latihan : _____

_____

_____

_____

Makanan	Daftar Makanan yang Anda Makan	Catatan Tambahan
Sarapan		
Makan Siang		
Makan Malam		
Snack		

Latihan		Durasi, Pengulangan dan Catatan Tambahan
Peregangan Keseimbangan Tubuh		
Latihan Stabilitas Dasar		
Latihan Pelurusan Tubuh		

«Tidak pernah terlambat untuk menjadi apa yang pernah Anda inginkan» - George Eliot

KESEHATAN DI TANGAN ANDA

Lembar Catatan Pola Makan

☐ Sarapan   ☐ Makan siang   ☐ Makan malam

Reaksi Setelah Makan	Baik	Buruk
NAFSU MAKAN KEKENYANGAN/ KEPUASAN MENGIDAM MAKANAN MANIS	Setelah Makan … ☐ Merasa kenyang, puas ☐ TIDAK mengidam makanan manis ☐ TIDAK ingin makan lagi ☐ TIDAK merasa cepat lapar ☐ TIDAK perlu makan camilan sebelum jam makan selanjutnya	Setelah Makan … ☐ Merasa kenyang secara fisik tetapi masih lapar ☐ Tidak merasa puas; merasa seperti sesuatu terlewatkan dari makan ☐ Ingin makan makanan manis ☐ Merasa cepat lapar setelah jam makan ☐ Perlu camilan di antara jam makan
TINGKAT ENERGI	Respon energi normal terhadap makanan: ☐ Energi pulih setelah makan ☐ Memiliki perasaaan energi bagus, awet, "normal" dan sehat	Respon energi buruk terhadap makanan: ☐ Terlalu banyak atau terlalu sedikit energi ☐ Menjadi hiper, gelisah, gemetar, khawatir, atau terburu-buru ☐ Merasa hiper, tetapi aus "di dalam" ☐ Energi turun, lemas, lelah, mengantuk, lesu
KESEHATAN MENTAL EMOSIONAL	Kualitas Normal: ☐ Meningkatkan kesehatan ☐ Merasa energik dan segar kembali ☐ Meningkatkan emosi ☐ Memperbaiki kejelasan dan ketajaman pikiran ☐ Menormalkan proses berpikir	Abnormal qualities: ☐ Mental lambat, lamban, lalai ☐ Tidak mampu berpikir dengan cepat dan jelas ☐ Hiper, berpikir terlalu cepat ☐ Tidak mampu memusatkan / mempertahankan perhatian ☐ Sifat hipo: apatis, depresi, sedih ☐ Sifat hiper: cemas, obsesif, takut, marah, mudah marah, atau pemarah, dll.

JURNAL DIET DAN LATIHAN

Tanggal : _____

Tujuan Diet dan Latihan : _____

_____

_____

_____

_____

Makanan	Daftar Makanan yang Anda Makan	Catatan Tambahan
Sarapan		
Makan Siang		
Makan Malam		
Snack		

Latihan	Durasi, Pengulangan dan Catatan Tambahan
Peregangan Keseimbangan Tubuh	
Latihan Stabilitas Dasar	
Latihan Pelurusan Tubuh	

«Lakukan apa yang Anda bisa, dengan apapun yang Anda miliki, dimanapun Anda berada»
- Theodore Roosevelt

KESEHATAN DI
TANGAN ANDA

Lembar Catatan Pola Makan		
☐ Sarapan ☐ Makan siang ☐ Makan malam		
Reaksi Setelah Makan	Baik	Buruk
NAFSU MAKAN KEKENYANGAN/ KEPUASAN MENGIDAM MAKANAN MANIS	Setelah Makan … ☐ Merasa kenyang, puas ☐ TIDAK mengidam makanan manis ☐ TIDAK ingin makan lagi ☐ TIDAK merasa cepat lapar ☐ TIDAK perlu makan camilan sebelum jam makan selanjutnya	Setelah Makan … ☐ Merasa kenyang secara fisik tetapi masih lapar ☐ Tidak merasa puas; merasa seperti sesuatu terlewatkan dari makan ☐ Ingin makan makanan manis ☐ Merasa cepat lapar setelah jam makan ☐ Perlu camilan di antara jam makan
TINGKAT ENERGI	Respon energi normal terhadap makanan: ☐ Energi pulih setelah makan ☐ Memiliki perasaaan energi bagus, awet, "normal" dan sehat	Respon energi buruk terhadap makanan: ☐ Terlalu banyak atau terlalu sedikit energi ☐ Menjadi hiper, gelisah, gemetar, khawatir, atau terburu-buru ☐ Merasa hiper, tetapi aus "di dalam" ☐ Energi turun, lemas, lelah, mengantuk, lesu
KESEHATAN MENTAL EMOSIONAL	Kualitas Normal: ☐ Meningkatkan kesehatan ☐ Merasa energik dan segar kembali ☐ Meningkatkan emosi ☐ Memperbaiki kejelasan dan ketajaman pikiran ☐ Menormalkan proses berpikir	Abnormal qualities: ☐ Mental lambat, lamban, lalai ☐ Tidak mampu berpikir dengan cepat dan jelas ☐ Hiper, berpikir terlalu cepat ☐ Tidak mampu memusatkan / mempertahankan perhatian ☐ Sifat hipo: apatis, depresi, sedih ☐ Sifat hiper: cemas, obsesif, takut, marah, mudah marah, atau pemarah, dll.

JURNAL DIET DAN LATIHAN   MINGGU 3 / HARI 16

Tanggal : _____

Tujuan Diet dan Latihan : _____

_____

_____

_____

Makanan	Daftar Makanan yang Anda Makan	Catatan Tambahan
Sarapan		
Makan Siang		
Makan Malam		
Snack		

	Latihan	Durasi, Pengulangan dan Catatan Tambahan
Peregangan Keseimbangan Tubuh		
Latihan Stabilitas Dasar		
Latihan Pelurusan Tubuh		

«Semua yang dapat Anda bayangkan adalah kenyataan»
- Pablo Picasso

KESEHATAN DI
TANGAN ANDA

Lembar Catatan Pola Makan

☐ Sarapan   ☐ Makan siang   ☐ Makan malam

Reaksi Setelah Makan	Baik	Buruk
NAFSU MAKAN KEKENYANGAN/ KEPUASAN MENGIDAM MAKANAN MANIS	Setelah Makan … ☐ Merasa kenyang, puas ☐ TIDAK mengidam makanan manis ☐ TIDAK ingin makan lagi ☐ TIDAK merasa cepat lapar ☐ TIDAK perlu makan camilan sebelum jam makan selanjutnya	Setelah Makan … ☐ Merasa kenyang secara fisik tetapi masih lapar ☐ Tidak merasa puas; merasa seperti sesuatu terlewatkan dari makan ☐ Ingin makan makanan manis ☐ Merasa cepat lapar setelah jam makan ☐ Perlu camilan di antara jam makan
TINGKAT ENERGI	Respon energi normal terhadap makanan: ☐ Energi pulih setelah makan ☐ Memiliki perasaaan energi bagus, awet, "normal" dan sehat	Respon energi buruk terhadap makanan: ☐ Terlalu banyak atau terlalu sedikit energi ☐ Menjadi hiper, gelisah, gemetar, khawatir, atau terburu-buru ☐ Merasa hiper, tetapi aus "di dalam" ☐ Energi turun, lemas, lelah, mengantuk, lesu
KESEHATAN MENTAL EMOSIONAL	Kualitas Normal: ☐ Meningkatkan kesehatan ☐ Merasa energik dan segar kembali ☐ Meningkatkan emosi ☐ Memperbaiki kejelasan dan ketajaman pikiran ☐ Menormalkan proses berpikir	Abnormal qualities: ☐ Mental lambat, lamban, lalai ☐ Tidak mampu berpikir dengan cepat dan jelas ☐ Hiper, berpikir terlalu cepat ☐ Tidak mampu memusatkan / mempertahankan perhatian ☐ Sifat hipo: apatis, depresi, sedih ☐ Sifat hiper: cemas, obsesif, takut, marah, mudah marah, atau pemarah, dll.

JURNAL DIET DAN LATIHAN　　　　　　　　MINGGU 3 / HARI 17

Tanggal : _____

Tujuan Diet dan Latihan : _____

_____

_____

_____

Makanan	Daftar Makanan yang Anda Makan	Catatan Tambahan
Sarapan		
Makan Siang		
Makan Malam		
Snack		

Latihan		Durasi, Pengulangan dan Catatan Tambahan
Peregangan Keseimbangan Tubuh		
Latihan Stabilitas Dasar		
Latihan Pelurusan Tubuh		

« Setiap orang dapat hidup di luar kemampuan mereka»
- Markus Zusak

KESEHATAN DI
TANGAN ANDA

Lembar Catatan Pola Makan		
☐ Sarapan ☐ Makan siang ☐ Makan malam		
Reaksi Setelah Makan	Baik	Buruk
NAFSU MAKAN KEKENYANGAN/ KEPUASAN MENGIDAM MAKANAN MANIS	Setelah Makan … ☐ Merasa kenyang, puas ☐ TIDAK mengidam makanan manis ☐ TIDAK ingin makan lagi ☐ TIDAK merasa cepat lapar ☐ TIDAK perlu makan camilan sebelum jam makan selanjutnya	Setelah Makan … ☐ Merasa kenyang secara fisik tetapi masih lapar ☐ Tidak merasa puas; merasa seperti sesuatu terlewatkan dari makan ☐ Ingin makan makanan manis ☐ Merasa cepat lapar setelah jam makan ☐ Perlu camilan di antara jam makan
TINGKAT ENERGI	Respon energi normal terhadap makanan: ☐ Energi pulih setelah makan ☐ Memiliki perasaaan energi bagus, awet, "normal" dan sehat	Respon energi buruk terhadap makanan: ☐ Terlalu banyak atau terlalu sedikit energi ☐ Menjadi hiper, gelisah, gemetar, khawatir, atau terburu-buru ☐ Merasa hiper, tetapi aus "di dalam" ☐ Energi turun, lemas, lelah, mengantuk, lesu
KESEHATAN MENTAL EMOSIONAL	Kualitas Normal: ☐ Meningkatkan kesehatan ☐ Merasa energik dan segar kembali ☐ Meningkatkan emosi ☐ Memperbaiki kejelasan dan ketajaman pikiran ☐ Menormalkan proses berpikir	Abnormal qualities: ☐ Mental lambat, lamban, lalai ☐ Tidak mampu berpikir dengan cepat dan jelas ☐ Hiper, berpikir terlalu cepat ☐ Tidak mampu memusatkan / mempertahankan perhatian ☐ Sifat hipo: apatis, depresi, sedih ☐ Sifat hiper: cemas, obsesif, takut, marah, mudah marah, atau pemarah, dll.

JURNAL DIET DAN LATIHAN

MINGGU 3 / HARI 18

Tanggal : _____

Tujuan Diet dan Latihan : _____

_____

_____

_____

Makanan	Daftar Makanan yang Anda Makan	Catatan Tambahan
Sarapan		
Makan Siang		
Makan Malam		
Snack		

Latihan		Durasi, Pengulangan dan Catatan Tambahan
Peregangan Keseimbangan Tubuh		
Latihan Stabilitas Dasar		
Latihan Pelurusan Tubuh		

«Masa lalu tidak berdaya apapun terhadap masa depan»
- Eckhart Tolle

KESEHATAN DI TANGAN ANDA

Lembar Catatan Pola Makan

☐ Sarapan ☐ Makan siang ☐ Makan malam

Reaksi Setelah Makan	Baik	Buruk
NAFSU MAKAN KEKENYANGAN/ KEPUASAAN MENGIDAM MAKANAN MANIS	Setelah Makan … ☐ Merasa kenyang, puas ☐ TIDAK mengidam makanan manis ☐ TIDAK ingin makan lagi ☐ TIDAK merasa cepat lapar ☐ TIDAK perlu makan camilan sebelum jam makan selanjutnya	Setelah Makan … ☐ Merasa kenyang secara fisik tetapi masih lapar ☐ Tidak merasa puas; merasa seperti sesuatu terlewatkan dari makan ☐ Ingin makan makanan manis ☐ Merasa cepat lapar setelah jam makan ☐ Perlu camilan di antara jam makan
TINGKAT ENERGI	Respon energi normal terhadap makanan: ☐ Energi pulih setelah makan ☐ Memiliki perasaaan energi bagus, awet, "normal" dan sehat	Respon energi buruk terhadap makanan: ☐ Terlalu banyak atau terlalu sedikit energi ☐ Menjadi hiper, gelisah, gemetar, khawatir, atau terburu-buru ☐ Merasa hiper, tetapi aus "di dalam" ☐ Energi turun, lemas, lelah, mengantuk, lesu
KESEHATAN MENTAL EMOSIONAL	Kualitas Normal: ☐ Meningkatkan kesehatan ☐ Merasa energik dan segar kembali ☐ Meningkatkan emosi ☐ Memperbaiki kejelasan dan ketajaman pikiran ☐ Menormalkan proses berpikir	Abnormal qualities: ☐ Mental lambat, lamban, lalai ☐ Tidak mampu berpikir dengan cepat dan jelas ☐ Hiper, berpikir terlalu cepat ☐ Tidak mampu memusatkan / mempertahankan perhatian ☐ Sifat hipo: apatis, depresi, sedih ☐ Sifat hiper: cemas, obsesif, takut, marah, mudah marah, atau pemarah, dll.

JURNAL DIET DAN LATIHAN   MINGGU 3 / HARI 19

Tanggal : _____

Tujuan Diet dan Latihan : _____

_____

_____

_____

_____

Makanan	Daftar Makanan yang Anda Makan	Catatan Tambahan
Sarapan		
Makan Siang		
Makan Malam		
Snack		

Latihan		Durasi, Pengulangan dan Catatan Tambahan
Peregangan Keseimbangan Tubuh		
Latihan Stabilitas Dasar		
Latihan Pelurusan Tubuh		

«Aku memulai hidupku dengan satu hal absolut : bahwa aku dapat membentuk dunia sesuai dengan imaji tertinggiku dan tak kubiarkan berada di bawah standar, tak peduli seberapa lama atau seberapa berat perjuanganku» - Ayn Rand

KESEHATAN DI TANGAN ANDA

Lembar Catatan Pola Makan		
☐ Sarapan ☐ Makan siang ☐ Makan malam		
Reaksi Setelah Makan	Baik	Buruk
NAFSU MAKAN KEKENYANGAN/ KEPUASAN MENGIDAM MAKANAN MANIS	Setelah Makan … ☐ Merasa kenyang, puas ☐ TIDAK mengidam makanan manis ☐ TIDAK ingin makan lagi ☐ TIDAK merasa cepat lapar ☐ TIDAK perlu makan camilan sebelum jam makan selanjutnya	Setelah Makan … ☐ Merasa kenyang secara fisik tetapi masih lapar ☐ Tidak merasa puas; merasa seperti sesuatu terlewatkan dari makan ☐ Ingin makan makanan manis ☐ Merasa cepat lapar setelah jam makan ☐ Perlu camilan di antara jam makan
TINGKAT ENERGI	Respon energi normal terhadap makanan: ☐ Energi pulih setelah makan ☐ Memiliki perasaaan energi bagus, awet, "normal" dan sehat	Respon energi buruk terhadap makanan: ☐ Terlalu banyak atau terlalu sedikit energi ☐ Menjadi hiper, gelisah, gemetar, khawatir, atau terburu-buru ☐ Merasa hiper, tetapi aus "di dalam" ☐ Energi turun, lemas, lelah, mengantuk, lesu
KESEHATAN MENTAL EMOSIONAL	Kualitas Normal: ☐ Meningkatkan kesehatan ☐ Merasa energik dan segar kembali ☐ Meningkatkan emosi ☐ Memperbaiki kejelasan dan ketajaman pikiran ☐ Menormalkan proses berpikir	Abnormal qualities: ☐ Mental lambat, lamban, lalai ☐ Tidak mampu berpikir dengan cepat dan jelas ☐ Hiper, berpikir terlalu cepat ☐ Tidak mampu memusatkan / mempertahankan perhatian ☐ Sifat hipo: apatis, depresi, sedih ☐ Sifat hiper: cemas, obsesif, takut, marah, mudah marah, atau pemarah, dll.

JURNAL DIET DAN LATIHAN   MINGGU 3 / HARI 20

Tanggal : _____

Tujuan Diet dan Latihan : _____

_____

_____

_____

Makanan	Daftar Makanan yang Anda Makan	Catatan Tambahan
Sarapan		
Makan Siang		
Makan Malam		
Snack		

	Latihan	Durasi, Pengulangan dan Catatan Tambahan
Peregangan Keseimbangan Tubuh		
Latihan Stabilitas Dasar		
Latihan Pelurusan Tubuh		

«Percayalah pada diri Anda sendiri. Anda tahu lebih banyak daripada yang Anda kira»
- Benjamin Spock

Lembar Catatan Pola Makan

☐ Sarapan ☐ Makan siang ☐ Makan malam

Reaksi Setelah Makan	Baik	Buruk
NAFSU MAKAN KEKENYANGAN/ KEPUASAN MENGIDAM MAKANAN MANIS	Setelah Makan … ☐ Merasa kenyang, puas ☐ TIDAK mengidam makanan manis ☐ TIDAK ingin makan lagi ☐ TIDAK merasa cepat lapar ☐ TIDAK perlu makan camilan sebelum jam makan selanjutnya	Setelah Makan … ☐ Merasa kenyang secara fisik tetapi masih lapar ☐ Tidak merasa puas; merasa seperti sesuatu terlewatkan dari makan ☐ Ingin makan makanan manis ☐ Merasa cepat lapar setelah jam makan ☐ Perlu camilan di antara jam makan
TINGKAT ENERGI	Respon energi normal terhadap makanan: ☐ Energi pulih setelah makan ☐ Memiliki perasaaan energi bagus, awet, "normal" dan sehat	Respon energi buruk terhadap makanan: ☐ Terlalu banyak atau terlalu sedikit energi ☐ Menjadi hiper, gelisah, gemetar, khawatir, atau terburu-buru ☐ Merasa hiper, tetapi aus "di dalam" ☐ Energi turun, lemas, lelah, mengantuk, lesu
KESEHATAN MENTAL EMOSIONAL	Kualitas Normal: ☐ Meningkatkan kesehatan ☐ Merasa energik dan segar kembali ☐ Meningkatkan emosi ☐ Memperbaiki kejelasan dan ketajaman pikiran ☐ Menormalkan proses berpikir	Abnormal qualities: ☐ Mental lambat, lamban, lalai ☐ Tidak mampu berpikir dengan cepat dan jelas ☐ Hiper, berpikir terlalu cepat ☐ Tidak mampu memusatkan / mempertahankan perhatian ☐ Sifat hipo: apatis, depresi, sedih ☐ Sifat hiper: cemas, obsesif, takut, marah, mudah marah, atau pemarah, dll.

JURNAL DIET DAN LATIHAN   MINGGU 3 / HARI 21

Tanggal : _____

Tujuan Diet dan Latihan : _____

_____

_____

_____

_____

Makanan	Daftar Makanan yang Anda Makan	Catatan Tambahan
Sarapan		
Makan Siang		
Makan Malam		
Snack		

	Latihan	Durasi, Pengulangan dan Catatan Tambahan
Peregangan Keseimbangan Tubuh		
Latihan Stabilitas Dasar		
Latihan Pelurusan Tubuh		

> «Jangan menangisi karena sesuatu yang sudah berlalu,
> tersenyumlah karena sesuatu yang sudah terjadi » - Dr. Seuss

KESEHATAN DI
TANGAN ANDA

Lembar Catatan Pola Makan		
☐ Sarapan ☐ Makan siang ☐ Makan malam		
Reaksi Setelah Makan	**Baik**	**Buruk**
NAFSU MAKAN KEKENYANGAN/ KEPUASAN MENGIDAM MAKANAN MANIS	Setelah Makan … ☐ Merasa kenyang, puas ☐ TIDAK mengidam makanan manis ☐ TIDAK ingin makan lagi ☐ TIDAK merasa cepat lapar ☐ TIDAK perlu makan camilan sebelum jam makan selanjutnya	Setelah Makan … ☐ Merasa kenyang secara fisik tetapi masih lapar ☐ Tidak merasa puas; merasa seperti sesuatu terlewatkan dari makan ☐ Ingin makan makanan manis ☐ Merasa cepat lapar setelah jam makan ☐ Perlu camilan di antara jam makan
TINGKAT ENERGI	Respon energi normal terhadap makanan: ☐ Energi pulih setelah makan ☐ Memiliki perasaaan energi bagus, awet, "normal" dan sehat	Respon energi buruk terhadap makanan: ☐ Terlalu banyak atau terlalu sedikit energi ☐ Menjadi hiper, gelisah, gemetar, khawatir, atau terburu-buru ☐ Merasa hiper, tetapi aus "di dalam" ☐ Energi turun, lemas, lelah, mengantuk, lesu
KESEHATAN MENTAL EMOSIONAL	Kualitas Normal: ☐ Meningkatkan kesehatan ☐ Merasa energik dan segar kembali ☐ Meningkatkan emosi ☐ Memperbaiki kejelasan dan ketajaman pikiran ☐ Menormalkan proses berpikir	Abnormal qualities: ☐ Mental lambat, lamban, lalai ☐ Tidak mampu berpikir dengan cepat dan jelas ☐ Hiper, berpikir terlalu cepat ☐ Tidak mampu memusatkan / mempertahankan perhatian ☐ Sifat hipo: apatis, depresi, sedih ☐ Sifat hiper: cemas, obsesif, takut, marah, mudah marah, atau pemarah, dll.

Minggu 4 : Tinjauan Gejala Skoliosis

KUNCI	Mati Rasa	Kesemutan	Tegang	Sakit
	OOOOO	●●●●	XXXXX	VVVVV

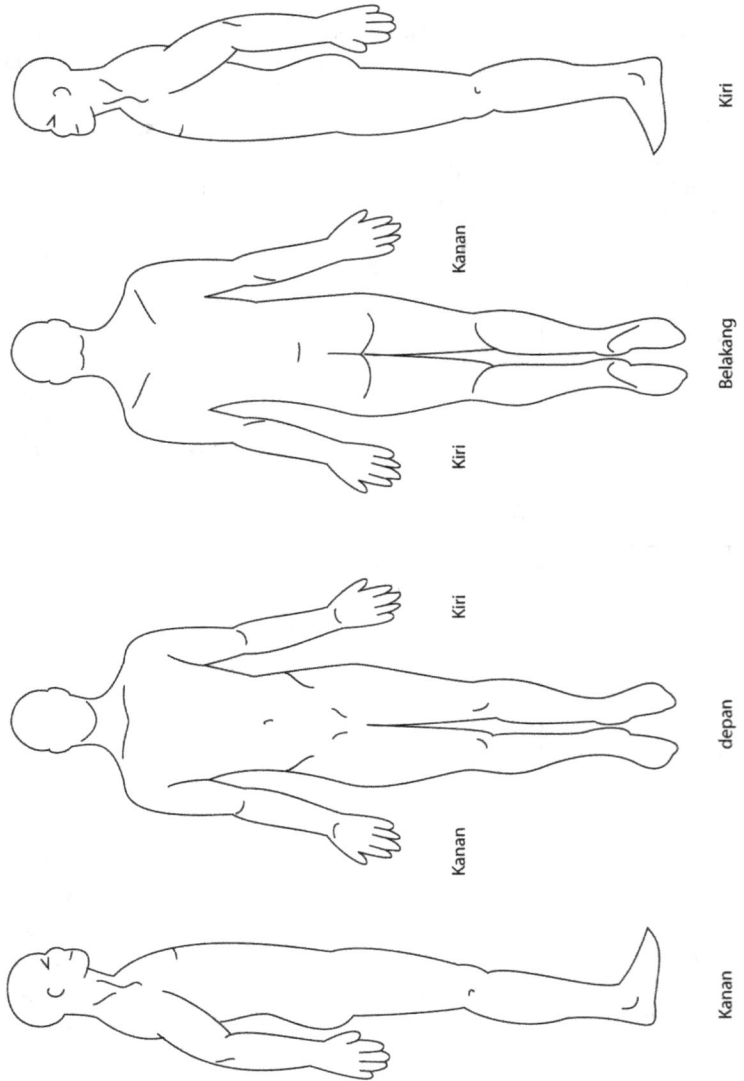

Kiri

Kanan

Kiri

Belakang

Kiri

Kanan

depan

Kanan

Minggu 4 : Pemetaan Simpul Otot

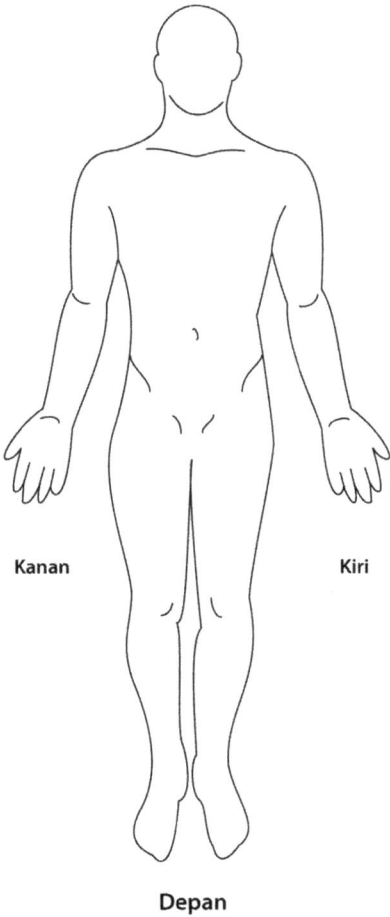

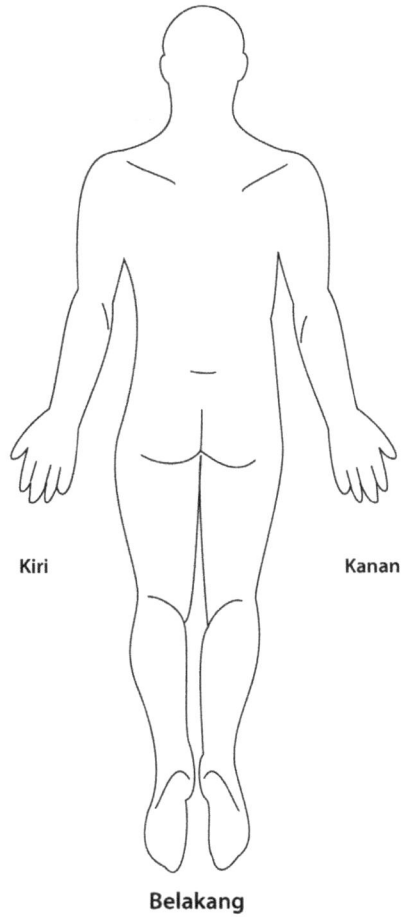

Kanan   Kiri   Kiri   Kanan

Depan   Belakang

JURNAL DIET DAN LATIHAN

MINGGU 4 / HARI 22

Tanggal : _____

Tujuan Diet dan Latihan : _____

_____

_____

_____

_____

Makanan	Daftar Makanan yang Anda Makan	Catatan Tambahan
Sarapan		
Makan Siang		
Makan Malam		
Snack		

	Latihan	Durasi, Pengulangan dan Catatan Tambahan
Peregangan Keseimbangan Tubuh		
Latihan Stabilitas Dasar		
Latihan Pelurusan Tubuh		

«Aku tidak dapat merubah arah angin,
namun aku dapat menyesuaikan kemudi untuk sampai ke tujuanku » - Jimmy Dean

KESEHATAN DI
TANGAN ANDA

Lembar Catatan Pola Makan

☐ Sarapan ☐ Makan siang ☐ Makan malam

Reaksi Setelah Makan	Baik	Buruk
NAFSU MAKAN KEKENYANGAN/ KEPUASAN MENGIDAM MAKANAN MANIS	Setelah Makan … ☐ Merasa kenyang, puas ☐ TIDAK mengidam makanan manis ☐ TIDAK ingin makan lagi ☐ TIDAK merasa cepat lapar ☐ TIDAK perlu makan camilan sebelum jam makan selanjutnya	Setelah Makan … ☐ Merasa kenyang secara fisik tetapi masih lapar ☐ Tidak merasa puas; merasa seperti sesuatu terlewatkan dari makan ☐ Ingin makan makanan manis ☐ Merasa cepat lapar setelah jam makan ☐ Perlu camilan di antara jam makan
TINGKAT ENERGI	Respon energi normal terhadap makanan: ☐ Energi pulih setelah makan ☐ Memiliki perasaaan energi bagus, awet, "normal" dan sehat	Respon energi buruk terhadap makanan: ☐ Terlalu banyak atau terlalu sedikit energi ☐ Menjadi hiper, gelisah, gemetar, khawatir, atau terburu-buru ☐ Merasa hiper, tetapi aus "di dalam" ☐ Energi turun, lemas, lelah, mengantuk, lesu
KESEHATAN MENTAL EMOSIONAL	Kualitas Normal: ☐ Meningkatkan kesehatan ☐ Merasa energik dan segar kembali ☐ Meningkatkan emosi ☐ Memperbaiki kejelasan dan ketajaman pikiran ☐ Menormalkan proses berpikir	Abnormal qualities: ☐ Mental lambat, lamban, lalai ☐ Tidak mampu berpikir dengan cepat dan jelas ☐ Hiper, berpikir terlalu cepat ☐ Tidak mampu memusatkan / mempertahankan perhatian ☐ Sifat hipo: apatis, depresi, sedih ☐ Sifat hiper: cemas, obsesif, takut, marah, mudah marah, atau pemarah, dll.

JURNAL DIET DAN LATIHAN   MINGGU 4 / HARI 23

Tanggal : _____

Tujuan Diet dan Latihan : _____

_____

_____

_____

_____

Makanan	Daftar Makanan yang Anda Makan	Catatan Tambahan
Sarapan		
Makan Siang		
Makan Malam		
Snack		

	Latihan	Durasi, Pengulangan dan Catatan Tambahan
Peregangan Keseimbangan Tubuh		
Latihan Stabilitas Dasar		
Latihan Pelurusan Tubuh		

«Kita dapat mengubah hidup kita. Kita bisa, memiliki, dan menjadi persis seperti yang kita inginkan»
- Tony Robbins

Lembar Catatan Pola Makan		
☐ Sarapan ☐ Makan siang ☐ Makan malam		
Reaksi Setelah Makan	Baik	Buruk
NAFSU MAKAN KEKENYANGAN/ KEPUASAN MENGIDAM MAKANAN MANIS	Setelah Makan … ☐ Merasa kenyang, puas ☐ TIDAK mengidam makanan manis ☐ TIDAK ingin makan lagi ☐ TIDAK merasa cepat lapar ☐ TIDAK perlu makan camilan sebelum jam makan selanjutnya	Setelah Makan … ☐ Merasa kenyang secara fisik tetapi masih lapar ☐ Tidak merasa puas; merasa seperti sesuatu terlewatkan dari makan ☐ Ingin makan makanan manis ☐ Merasa cepat lapar setelah jam makan ☐ Perlu camilan di antara jam makan
TINGKAT ENERGI	Respon energi normal terhadap makanan: ☐ Energi pulih setelah makan ☐ Memiliki perasaaan energi bagus, awet, "normal" dan sehat	Respon energi buruk terhadap makanan: ☐ Terlalu banyak atau terlalu sedikit energi ☐ Menjadi hiper, gelisah, gemetar, khawatir, atau terburu-buru ☐ Merasa hiper, tetapi aus "di dalam" ☐ Energi turun, lemas, lelah, mengantuk, lesu
KESEHATAN MENTAL EMOSIONAL	Kualitas Normal: ☐ Meningkatkan kesehatan ☐ Merasa energik dan segar kembali ☐ Meningkatkan emosi ☐ Memperbaiki kejelasan dan ketajaman pikiran ☐ Menormalkan proses berpikir	Abnormal qualities: ☐ Mental lambat, lamban, lalai ☐ Tidak mampu berpikir dengan cepat dan jelas ☐ Hiper, berpikir terlalu cepat ☐ Tidak mampu memusatkan / mempertahankan perhatian ☐ Sifat hipo: apatis, depresi, sedih ☐ Sifat hiper: cemas, obsesif, takut, marah, mudah marah, atau pemarah, dll.

JURNAL DIET DAN LATIHAN   MINGGU 4 / HARI 24

Tanggal : _____

Tujuan Diet dan Latihan : _____

_____

_____

_____

_____

Makanan	Daftar Makanan yang Anda Makan	Catatan Tambahan
Sarapan		
Makan Siang		
Makan Malam		
Snack		

Latihan		Durasi, Pengulangan dan Catatan Tambahan
Peregangan Keseimbangan Tubuh		
Latihan Stabilitas Dasar		
Latihan Pelurusan Tubuh		

«Orang hidup dari perbuatan, dan bukan dari angan-angan»
- Harry Emerson Fosdick

KESEHATAN DI
TANGAN ANDA

Lembar Catatan Pola Makan

☐ Sarapan   ☐ Makan siang   ☐ Makan malam

Reaksi Setelah Makan	Baik	Buruk
NAFSU MAKAN KEKENYANGAN/ KEPUASAN MENGIDAM MAKANAN MANIS	Setelah Makan … ☐ Merasa kenyang, puas ☐ TIDAK mengidam makanan manis ☐ TIDAK ingin makan lagi ☐ TIDAK merasa cepat lapar ☐ TIDAK perlu makan camilan sebelum jam makan selanjutnya	Setelah Makan … ☐ Merasa kenyang secara fisik tetapi masih lapar ☐ Tidak merasa puas; merasa seperti sesuatu terlewatkan dari makan ☐ Ingin makan makanan manis ☐ Merasa cepat lapar setelah jam makan ☐ Perlu camilan di antara jam makan
TINGKAT ENERGI	Respon energi normal terhadap makanan: ☐ Energi pulih setelah makan ☐ Memiliki perasaaan energi bagus, awet, "normal" dan sehat	Respon energi buruk terhadap makanan: ☐ Terlalu banyak atau terlalu sedikit energi ☐ Menjadi hiper, gelisah, gemetar, khawatir, atau terburu-buru ☐ Merasa hiper, tetapi aus "di dalam" ☐ Energi turun, lemas, lelah, mengantuk, lesu
KESEHATAN MENTAL EMOSIONAL	Kualitas Normal: ☐ Meningkatkan kesehatan ☐ Merasa energik dan segar kembali ☐ Meningkatkan emosi ☐ Memperbaiki kejelasan dan ketajaman pikiran ☐ Menormalkan proses berpikir	Abnormal qualities: ☐ Mental lambat, lamban, lalai ☐ Tidak mampu berpikir dengan cepat dan jelas ☐ Hiper, berpikir terlalu cepat ☐ Tidak mampu memusatkan / mempertahankan perhatian ☐ Sifat hipo: apatis, depresi, sedih ☐ Sifat hiper: cemas, obsesif, takut, marah, mudah marah, atau pemarah, dll.

JURNAL DIET DAN LATIHAN   MINGGU 4 / HARI 25

Tanggal : _____

Tujuan Diet dan Latihan : _____

_____

_____

_____

_____

Makanan	Daftar Makanan yang Anda Makan	Catatan Tambahan
Sarapan		
Makan Siang		
Makan Malam		
Snack		

	Latihan	Durasi, Pengulangan dan Catatan Tambahan
Peregangan Keseimbangan Tubuh		
Latihan Stabilitas Dasar		
Latihan Pelurusan Tubuh		

«Anda selalu bebas mengubah cara berpikir Anda dan masa depan yang berbeda, atau masa lalu yang berbeda» - Richard Bach

KESEHATAN DI TANGAN ANDA

Lembar Catatan Pola Makan

☐ Sarapan ☐ Makan siang ☐ Makan malam

Reaksi Setelah Makan	Baik	Buruk
NAFSU MAKAN KEKENYANGAN/ KEPUASAAN MENGIDAM MAKANAN MANIS	Setelah Makan … ☐ Merasa kenyang, puas ☐ TIDAK mengidam makanan manis ☐ TIDAK ingin makan lagi ☐ TIDAK merasa cepat lapar ☐ TIDAK perlu makan camilan sebelum jam makan selanjutnya	Setelah Makan … ☐ Merasa kenyang secara fisik tetapi masih lapar ☐ Tidak merasa puas; merasa seperti sesuatu terlewatkan dari makan ☐ Ingin makan makanan manis ☐ Merasa cepat lapar setelah jam makan ☐ Perlu camilan di antara jam makan
TINGKAT ENERGI	Respon energi normal terhadap makanan: ☐ Energi pulih setelah makan ☐ Memiliki perasaaan energi bagus, awet, "normal" dan sehat	Respon energi buruk terhadap makanan: ☐ Terlalu banyak atau terlalu sedikit energi ☐ Menjadi hiper, gelisah, gemetar, khawatir, atau terburu-buru ☐ Merasa hiper, tetapi aus "di dalam" ☐ Energi turun, lemas, lelah, mengantuk, lesu
KESEHATAN MENTAL EMOSIONAL	Kualitas Normal: ☐ Meningkatkan kesehatan ☐ Merasa energik dan segar kembali ☐ Meningkatkan emosi ☐ Memperbaiki kejelasan dan ketajaman pikiran ☐ Menormalkan proses berpikir	Abnormal qualities: ☐ Mental lambat, lamban, lalai ☐ Tidak mampu berpikir dengan cepat dan jelas ☐ Hiper, berpikir terlalu cepat ☐ Tidak mampu memusatkan / mempertahankan perhatian ☐ Sifat hipo: apatis, depresi, sedih ☐ Sifat hiper: cemas, obsesif, takut, marah, mudah marah, atau pemarah, dll.

JURNAL DIET DAN LATIHAN   MINGGU 4 / HARI 26

Tanggal : _____

Tujuan Diet dan Latihan : _____

_____

_____

_____

_____

Makanan	Daftar Makanan yang Anda Makan	Catatan Tambahan
Sarapan		
Makan Siang		
Makan Malam		
Snack		

	Latihan	Durasi, Pengulangan dan Catatan Tambahan
Peregangan Keseimbangan Tubuh		
Latihan Stabilitas Dasar		
Latihan Pelurusan Tubuh		

«Olahraga tidak membentuk karakter, namun mengungkapkannya»
- Heywood Broun

KESEHATAN DI TANGAN ANDA

Lembar Catatan Pola Makan

☐ Sarapan   ☐ Makan siang   ☐ Makan malam

Reaksi Setelah Makan	Baik	Buruk
NAFSU MAKAN KEKENYANGAN/ KEPUASAN MENGIDAM MAKANAN MANIS	Setelah Makan … ☐ Merasa kenyang, puas ☐ TIDAK mengidam makanan manis ☐ TIDAK ingin makan lagi ☐ TIDAK merasa cepat lapar ☐ TIDAK perlu makan camilan sebelum jam makan selanjutnya	Setelah Makan … ☐ Merasa kenyang secara fisik tetapi masih lapar ☐ Tidak merasa puas; merasa seperti sesuatu terlewatkan dari makan ☐ Ingin makan makanan manis ☐ Merasa cepat lapar setelah jam makan ☐ Perlu camilan di antara jam makan
TINGKAT ENERGI	Respon energi normal terhadap makanan: ☐ Energi pulih setelah makan ☐ Memiliki perasaaan energi bagus, awet, "normal" dan sehat	Respon energi buruk terhadap makanan: ☐ Terlalu banyak atau terlalu sedikit energi ☐ Menjadi hiper, gelisah, gemetar, khawatir, atau terburu-buru ☐ Merasa hiper, tetapi aus "di dalam" ☐ Energi turun, lemas, lelah, mengantuk, lesu
KESEHATAN MENTAL EMOSIONAL	Kualitas Normal: ☐ Meningkatkan kesehatan ☐ Merasa energik dan segar kembali ☐ Meningkatkan emosi ☐ Memperbaiki kejelasan dan ketajaman pikiran ☐ Menormalkan proses berpikir	Abnormal qualities: ☐ Mental lambat, lamban, lalai ☐ Tidak mampu berpikir dengan cepat dan jelas ☐ Hiper, berpikir terlalu cepat ☐ Tidak mampu memusatkan / mempertahankan perhatian ☐ Sifat hipo: apatis, depresi, sedih ☐ Sifat hiper: cemas, obsesif, takut, marah, mudah marah, atau pemarah, dll.

JURNAL DIET DAN LATIHAN
MINGGU 4 / HARI 27

Tanggal : _____

Tujuan Diet dan Latihan : _____

Makanan	Daftar Makanan yang Anda Makan	Catatan Tambahan
Sarapan		
Makan Siang		
Makan Malam		
Snack		

	Latihan	Durasi, Pengulangan dan Catatan Tambahan
Peregangan Keseimbangan Tubuh		
Latihan Stabilitas Dasar		
Latihan Pelurusan Tubuh		

«Jika Anda tidak menyukai sesuatu, ubahlah hal itu. Jika Anda tidak bisa mengubahnya, ubahlah sikap»
- Maya Angelou

KESEHATAN DI TANGAN ANDA

Lembar Catatan Pola Makan

☐ Sarapan   ☐ Makan siang   ☐ Makan malam

Reaksi Setelah Makan	Baik	Buruk
NAFSU MAKAN KEKENYANGAN/ KEPUASAN MENGIDAM MAKANAN MANIS	Setelah Makan … ☐ Merasa kenyang, puas ☐ TIDAK mengidam makanan manis ☐ TIDAK ingin makan lagi ☐ TIDAK merasa cepat lapar ☐ TIDAK perlu makan camilan sebelum jam makan selanjutnya	Setelah Makan … ☐ Merasa kenyang secara fisik tetapi masih lapar ☐ Tidak merasa puas; merasa seperti sesuatu terlewatkan dari makan ☐ Ingin makan makanan manis ☐ Merasa cepat lapar setelah jam makan ☐ Perlu camilan di antara jam makan
TINGKAT ENERGI	Respon energi normal terhadap makanan: ☐ Energi pulih setelah makan ☐ Memiliki perasaaan energi bagus, awet, "normal" dan sehat	Respon energi buruk terhadap makanan: ☐ Terlalu banyak atau terlalu sedikit energi ☐ Menjadi hiper, gelisah, gemetar, khawatir, atau terburu-buru ☐ Merasa hiper, tetapi aus "di dalam" ☐ Energi turun, lemas, lelah, mengantuk, lesu
KESEHATAN MENTAL EMOSIONAL	Kualitas Normal: ☐ Meningkatkan kesehatan ☐ Merasa energik dan segar kembali ☐ Meningkatkan emosi ☐ Memperbaiki kejelasan dan ketajaman pikiran ☐ Menormalkan proses berpikir	Abnormal qualities: ☐ Mental lambat, lamban, lalai ☐ Tidak mampu berpikir dengan cepat dan jelas ☐ Hiper, berpikir terlalu cepat ☐ Tidak mampu memusatkan / mempertahankan perhatian ☐ Sifat hipo: apatis, depresi, sedih ☐ Sifat hiper: cemas, obsesif, takut, marah, mudah marah, atau pemarah, dll.

JURNAL DIET DAN LATIHAN

MINGGU 4 / HARI 28

Tanggal : _____

Tujuan Diet dan Latihan : _____

_____

_____

_____

Makanan	Daftar Makanan yang Anda Makan	Catatan Tambahan
Sarapan		
Makan Siang		
Makan Malam		
Snack		

Latihan		Durasi, Pengulangan dan Catatan Tambahan
Peregangan Keseimbangan Tubuh		
Latihan Stabilitas Dasar		
Latihan Pelurusan Tubuh		

«Semua orang berpikir untuk mengubah dunia, namun tak seorang pun berpikir
untuk mengubah dirinya sendiri» - Leo Tolstoy

KESEHATAN DI
TANGAN ANDA

Lembar Catatan Pola Makan

☐ Sarapan   ☐ Makan siang   ☐ Makan malam

Reaksi Setelah Makan	Baik	Buruk
NAFSU MAKAN KEKENYANGAN/ KEPUASAN MENGIDAM MAKANAN MANIS	Setelah Makan … ☐ Merasa kenyang, puas ☐ TIDAK mengidam makanan manis ☐ TIDAK ingin makan lagi ☐ TIDAK merasa cepat lapar ☐ TIDAK perlu makan camilan sebelum jam makan selanjutnya	Setelah Makan … ☐ Merasa kenyang secara fisik tetapi masih lapar ☐ Tidak merasa puas; merasa seperti sesuatu terlewatkan dari makan ☐ Ingin makan makanan manis ☐ Merasa cepat lapar setelah jam makan ☐ Perlu camilan di antara jam makan
TINGKAT ENERGI	Respon energi normal terhadap makanan: ☐ Energi pulih setelah makan ☐ Memiliki perasaaan energi bagus, awet, "normal" dan sehat	Respon energi buruk terhadap makanan: ☐ Terlalu banyak atau terlalu sedikit energi ☐ Menjadi hiper, gelisah, gemetar, khawatir, atau terburu-buru ☐ Merasa hiper, tetapi aus "di dalam" ☐ Energi turun, lemas, lelah, mengantuk, lesu
KESEHATAN MENTAL EMOSIONAL	Kualitas Normal: ☐ Meningkatkan kesehatan ☐ Merasa energik dan segar kembali ☐ Meningkatkan emosi ☐ Memperbaiki kejelasan dan ketajaman pikiran ☐ Menormalkan proses berpikir	Abnormal qualities: ☐ Mental lambat, lamban, lalai ☐ Tidak mampu berpikir dengan cepat dan jelas ☐ Hiper, berpikir terlalu cepat ☐ Tidak mampu memusatkan / mempertahankan perhatian ☐ Sifat hipo: apatis, depresi, sedih ☐ Sifat hiper: cemas, obsesif, takut, marah, mudah marah, atau pemarah, dll.

JURNAL DIET DAN LATIHAN

Tanggal : _____

Tujuan Diet dan Latihan : _____

_____

_____

_____

_____

Makanan	Daftar Makanan yang Anda Makan	Catatan Tambahan
Sarapan		
Makan Siang		
Makan Malam		
Snack		

Latihan		Durasi, Pengulangan dan Catatan Tambahan
Peregangan Keseimbangan Tubuh		
Latihan Stabilitas Dasar		
Latihan Pelurusan Tubuh		

«Jika kita tidak berubah, kita tidak bertumbuh. Jika kita tidak bertumbuh, kita tidak hidup»
- Gail Sheehy

KESEHATAN DI
TANGAN ANDA

Lembar Catatan Pola Makan		
☐ Sarapan ☐ Makan siang ☐ Makan malam		
Reaksi Setelah Makan	Baik	Buruk
NAFSU MAKAN KEKENYANGAN/ KEPUASAN MENGIDAM MAKANAN MANIS	Setelah Makan … ☐ Merasa kenyang, puas ☐ TIDAK mengidam makanan manis ☐ TIDAK ingin makan lagi ☐ TIDAK merasa cepat lapar ☐ TIDAK perlu makan camilan sebelum jam makan selanjutnya	Setelah Makan … ☐ Merasa kenyang secara fisik tetapi masih lapar ☐ Tidak merasa puas; merasa seperti sesuatu terlewatkan dari makan ☐ Ingin makan makanan manis ☐ Merasa cepat lapar setelah jam makan ☐ Perlu camilan di antara jam makan
TINGKAT ENERGI	Respon energi normal terhadap makanan: ☐ Energi pulih setelah makan ☐ Memiliki perasaaan energi bagus, awet, "normal" dan sehat	Respon energi buruk terhadap makanan: ☐ Terlalu banyak atau terlalu sedikit energi ☐ Menjadi hiper, gelisah, gemetar, khawatir, atau terburu-buru ☐ Merasa hiper, tetapi aus "di dalam" ☐ Energi turun, lemas, lelah, mengantuk, lesu
KESEHATAN MENTAL EMOSIONAL	Kualitas Normal: ☐ Meningkatkan kesehatan ☐ Merasa energik dan segar kembali ☐ Meningkatkan emosi ☐ Memperbaiki kejelasan dan ketajaman pikiran ☐ Menormalkan proses berpikir	Abnormal qualities: ☐ Mental lambat, lamban, lalai ☐ Tidak mampu berpikir dengan cepat dan jelas ☐ Hiper, berpikir terlalu cepat ☐ Tidak mampu memusatkan / mempertahankan perhatian ☐ Sifat hipo: apatis, depresi, sedih ☐ Sifat hiper: cemas, obsesif, takut, marah, mudah marah, atau pemarah, dll.

JURNAL DIET DAN LATIHAN   MINGGU 5 / HARI 30

Tanggal : _____

Tujuan Diet dan Latihan : _____

_____

_____

_____

Makanan	Daftar Makanan yang Anda Makan	Catatan Tambahan
Sarapan		
Makan Siang		
Makan Malam		
Snack		

	Latihan	Durasi, Pengulangan dan Catatan Tambahan
Peregangan Keseimbangan Tubuh		
Latihan Stabilitas Dasar		
Latihan Pelurusan Tubuh		

«Hal-hal tidak berubah, kitalah yang berubah»
- Henry David Thoreau

114

Lembar Catatan Pola Makan

☐ Sarapan   ☐ Makan siang   ☐ Makan malam

Reaksi Setelah Makan	Baik	Buruk
NAFSU MAKAN KEKENYANGAN/ KEPUASAAN MENGIDAM MAKANAN MANIS	Setelah Makan … ☐ Merasa kenyang, puas ☐ TIDAK mengidam makanan manis ☐ TIDAK ingin makan lagi ☐ TIDAK merasa cepat lapar ☐ TIDAK perlu makan camilan sebelum jam makan selanjutnya	Setelah Makan … ☐ Merasa kenyang secara fisik tetapi masih lapar ☐ Tidak merasa puas; merasa seperti sesuatu terlewatkan dari makan ☐ Ingin makan makanan manis ☐ Merasa cepat lapar setelah jam makan ☐ Perlu camilan di antara jam makan
TINGKAT ENERGI	Respon energi normal terhadap makanan: ☐ Energi pulih setelah makan ☐ Memiliki perasaaan energi bagus, awet, "normal" dan sehat	Respon energi buruk terhadap makanan: ☐ Terlalu banyak atau terlalu sedikit energi ☐ Menjadi hiper, gelisah, gemetar, khawatir, atau terburu-buru ☐ Merasa hiper, tetapi aus "di dalam" ☐ Energi turun, lemas, lelah, mengantuk, lesu
KESEHATAN MENTAL EMOSIONAL	Kualitas Normal: ☐ Meningkatkan kesehatan ☐ Merasa energik dan segar kembali ☐ Meningkatkan emosi ☐ Memperbaiki kejelasan dan ketajaman pikiran ☐ Menormalkan proses berpikir	Abnormal qualities: ☐ Mental lambat, lamban, lalai ☐ Tidak mampu berpikir dengan cepat dan jelas ☐ Hiper, berpikir terlalu cepat ☐ Tidak mampu memusatkan / mempertahankan perhatian ☐ Sifat hipo: apatis, depresi, sedih ☐ Sifat hiper: cemas, obsesif, takut, marah, mudah marah, atau pemarah, dll.

JURNAL DIET DAN LATIHAN   MINGGU 5 / HARI 31

Tanggal : _____

Tujuan Diet dan Latihan : _____

_____

_____

_____

Makanan	Daftar Makanan yang Anda Makan	Catatan Tambahan
Sarapan		
Makan Siang		
Makan Malam		
Snack		

	Latihan	Durasi, Pengulangan dan Catatan Tambahan
Peregangan Keseimbangan Tubuh		
Latihan Stabilitas Dasar		
Latihan Pelurusan Tubuh		

«Satu-satunya hal untuk menyelesaikan adalah dengan memulai»
- Pengarang Tak Dikenal

116

KESEHATAN DI
TANGAN ANDA

Lembar Catatan Pola Makan		
☐ Sarapan ☐ Makan siang ☐ Makan malam		
Reaksi Setelah Makan	**Baik**	**Buruk**
NAFSU MAKAN KEKENYANGAN/ KEPUASAN MENGIDAM MAKANAN MANIS	Setelah Makan … ☐ Merasa kenyang, puas ☐ TIDAK mengidam makanan manis ☐ TIDAK ingin makan lagi ☐ TIDAK merasa cepat lapar ☐ TIDAK perlu makan camilan sebelum jam makan selanjutnya	Setelah Makan … ☐ Merasa kenyang secara fisik tetapi masih lapar ☐ Tidak merasa puas; merasa seperti sesuatu terlewatkan dari makan ☐ Ingin makan makanan manis ☐ Merasa cepat lapar setelah jam makan ☐ Perlu camilan di antara jam makan
TINGKAT ENERGI	Respon energi normal terhadap makanan: ☐ Energi pulih setelah makan ☐ Memiliki perasaaan energi bagus, awet, "normal" dan sehat	Respon energi buruk terhadap makanan: ☐ Terlalu banyak atau terlalu sedikit energi ☐ Menjadi hiper, gelisah, gemetar, khawatir, atau terburu-buru ☐ Merasa hiper, tetapi aus "di dalam" ☐ Energi turun, lemas, lelah, mengantuk, lesu
KESEHATAN MENTAL EMOSIONAL	Kualitas Normal: ☐ Meningkatkan kesehatan ☐ Merasa energik dan segar kembali ☐ Meningkatkan emosi ☐ Memperbaiki kejelasan dan ketajaman pikiran ☐ Menormalkan proses berpikir	Abnormal qualities: ☐ Mental lambat, lamban, lalai ☐ Tidak mampu berpikir dengan cepat dan jelas ☐ Hiper, berpikir terlalu cepat ☐ Tidak mampu memusatkan / mempertahankan perhatian ☐ Sifat hipo: apatis, depresi, sedih ☐ Sifat hiper: cemas, obsesif, takut, marah, mudah marah, atau pemarah, dll.

JURNAL DIET DAN LATIHAN   MINGGU 5 / HARI 32

Tanggal : _____

Tujuan Diet dan Latihan : _____

_____

_____

_____

Makanan	Daftar Makanan yang Anda Makan	Catatan Tambahan
Sarapan		
Makan Siang		
Makan Malam		
Snack		

	Latihan	Durasi, Pengulangan dan Catatan Tambahan
Peregangan Keseimbangan Tubuh		
Latihan Stabilitas Dasar		
Latihan Pelurusan Tubuh		

«Untuk mencapai kesuksesan, keinginan Anda untuk sukses harus lebih besar daripada ketakutan Anda terhadap kesalahan» - Bill Cosby

Lembar Catatan Pola Makan

☐ Sarapan ☐ Makan siang ☐ Makan malam

Reaksi Setelah Makan	Baik	Buruk
NAFSU MAKAN KEKENYANGAN/ KEPUASAN MENGIDAM MAKANAN MANIS	Setelah Makan … ☐ Merasa kenyang, puas ☐ TIDAK mengidam makanan manis ☐ TIDAK ingin makan lagi ☐ TIDAK merasa cepat lapar ☐ TIDAK perlu makan camilan sebelum jam makan selanjutnya	Setelah Makan … ☐ Merasa kenyang secara fisik tetapi masih lapar ☐ Tidak merasa puas; merasa seperti sesuatu terlewatkan dari makan ☐ Ingin makan makanan manis ☐ Merasa cepat lapar setelah jam makan ☐ Perlu camilan di antara jam makan
TINGKAT ENERGI	Respon energi normal terhadap makanan: ☐ Energi pulih setelah makan ☐ Memiliki perasaaan energi bagus, awet, "normal" dan sehat	Respon energi buruk terhadap makanan: ☐ Terlalu banyak atau terlalu sedikit energi ☐ Menjadi hiper, gelisah, gemetar, khawatir, atau terburu-buru ☐ Merasa hiper, tetapi aus "di dalam" ☐ Energi turun, lemas, lelah, mengantuk, lesu
KESEHATAN MENTAL EMOSIONAL	Kualitas Normal: ☐ Meningkatkan kesehatan ☐ Merasa energik dan segar kembali ☐ Meningkatkan emosi ☐ Memperbaiki kejelasan dan ketajaman pikiran ☐ Menormalkan proses berpikir	Abnormal qualities: ☐ Mental lambat, lamban, lalai ☐ Tidak mampu berpikir dengan cepat dan jelas ☐ Hiper, berpikir terlalu cepat ☐ Tidak mampu memusatkan / mempertahankan perhatian ☐ Sifat hipo: apatis, depresi, sedih ☐ Sifat hiper: cemas, obsesif, takut, marah, mudah marah, atau pemarah, dll.

JURNAL DIET DAN LATIHAN   MINGGU 5 / HARI 33

Tanggal : _____

Tujuan Diet dan Latihan : _____

_____

_____

_____

Makanan	Daftar Makanan yang Anda Makan	Catatan Tambahan
Sarapan		
Makan Siang		
Makan Malam		
Snack		

Latihan	Durasi, Pengulangan dan Catatan Tambahan
Peregangan Keseimbangan Tubuh	
Latihan Stabilitas Dasar	
Latihan Pelurusan Tubuh	

«Kehendak untuk menang, gairah untuk sukses, kemamuan untuk meraih potensi Anda sepenuhnya ... ini adakah kunci untuk membuka kesempuraan pribadi» - Confucius

120

KESEHATAN DI TANGAN ANDA

Lembar Catatan Pola Makan		
☐ Sarapan ☐ Makan siang ☐ Makan malam		
Reaksi Setelah Makan	Baik	Buruk
NAFSU MAKAN KEKENYANGAN/ KEPUASAN MENGIDAM MAKANAN MANIS	Setelah Makan … ☐ Merasa kenyang, puas ☐ TIDAK mengidam makanan manis ☐ TIDAK ingin makan lagi ☐ TIDAK merasa cepat lapar ☐ TIDAK perlu makan camilan sebelum jam makan selanjutnya	Setelah Makan … ☐ Merasa kenyang secara fisik tetapi masih lapar ☐ Tidak merasa puas; merasa seperti sesuatu terlewatkan dari makan ☐ Ingin makan makanan manis ☐ Merasa cepat lapar setelah jam makan ☐ Perlu camilan di antara jam makan
TINGKAT ENERGI	Respon energi normal terhadap makanan: ☐ Energi pulih setelah makan ☐ Memiliki perasaaan energi bagus, awet, "normal" dan sehat	Respon energi buruk terhadap makanan: ☐ Terlalu banyak atau terlalu sedikit energi ☐ Menjadi hiper, gelisah, gemetar, khawatir, atau terburu-buru ☐ Merasa hiper, tetapi aus "di dalam" ☐ Energi turun, lemas, lelah, mengantuk, lesu
KESEHATAN MENTAL EMOSIONAL	Kualitas Normal: ☐ Meningkatkan kesehatan ☐ Merasa energik dan segar kembali ☐ Meningkatkan emosi ☐ Memperbaiki kejelasan dan ketajaman pikiran ☐ Menormalkan proses berpikir	Abnormal qualities: ☐ Mental lambat, lamban, lalai ☐ Tidak mampu berpikir dengan cepat dan jelas ☐ Hiper, berpikir terlalu cepat ☐ Tidak mampu memusatkan / mempertahankan perhatian ☐ Sifat hipo: apatis, depresi, sedih ☐ Sifat hiper: cemas, obsesif, takut, marah, mudah marah, atau pemarah, dll.

JURNAL DIET DAN LATIHAN   MINGGU 5 / HARI 34

Tanggal : _____

Tujuan Diet dan Latihan : _____

_____

_____

_____

Makanan	Daftar Makanan yang Anda Makan	Catatan Tambahan
Sarapan		
Makan Siang		
Makan Malam		
Snack		

	Latihan	Durasi, Pengulangan dan Catatan Tambahan
Peregangan Keseimbangan Tubuh		
Latihan Stabilitas Dasar		
Latihan Pelurusan Tubuh		

«Saat yang paling menakutkan adalah ketika Anda belum memulai»
- Stephen King

KESEHATAN DI
TANGAN ANDA

Lembar Catatan Pola Makan

☐ Sarapan ☐ Makan siang ☐ Makan malam

Reaksi Setelah Makan	Baik	Buruk
NAFSU MAKAN KEKENYANGAN/ KEPUASAN MENGIDAM MAKANAN MANIS	Setelah Makan … ☐ Merasa kenyang, puas ☐ TIDAK mengidam makanan manis ☐ TIDAK ingin makan lagi ☐ TIDAK merasa cepat lapar ☐ TIDAK perlu makan camilan sebelum jam makan selanjutnya	Setelah Makan … ☐ Merasa kenyang secara fisik tetapi masih lapar ☐ Tidak merasa puas; merasa seperti sesuatu terlewatkan dari makan ☐ Ingin makan makanan manis ☐ Merasa cepat lapar setelah jam makan ☐ Perlu camilan di antara jam makan
TINGKAT ENERGI	Respon energi normal terhadap makanan: ☐ Energi pulih setelah makan ☐ Memiliki perasaaan energi bagus, awet, "normal" dan sehat	Respon energi buruk terhadap makanan: ☐ Terlalu banyak atau terlalu sedikit energi ☐ Menjadi hiper, gelisah, gemetar, khawatir, atau terburu-buru ☐ Merasa hiper, tetapi aus "di dalam" ☐ Energi turun, lemas, lelah, mengantuk, lesu
KESEHATAN MENTAL EMOSIONAL	Kualitas Normal: ☐ Meningkatkan kesehatan ☐ Merasa energik dan segar kembali ☐ Meningkatkan emosi ☐ Memperbaiki kejelasan dan ketajaman pikiran ☐ Menormalkan proses berpikir	Abnormal qualities: ☐ Mental lambat, lamban, lalai ☐ Tidak mampu berpikir dengan cepat dan jelas ☐ Hiper, berpikir terlalu cepat ☐ Tidak mampu memusatkan / mempertahankan perhatian ☐ Sifat hipo: apatis, depresi, sedih ☐ Sifat hiper: cemas, obsesif, takut, marah, mudah marah, atau pemarah, dll.

JURNAL DIET DAN LATIHAN   MINGGU 5 / HARI 35

Tanggal : _____

Tujuan Diet dan Latihan : _____

_____

_____

_____

_____

Makanan	Daftar Makanan yang Anda Makan	Catatan Tambahan
Sarapan		
Makan Siang		
Makan Malam		
Snack		

	Latihan	Durasi, Pengulangan dan Catatan Tambahan
Peregangan Keseimbangan Tubuh		
Latihan Stabilitas Dasar		
Latihan Pelurusan Tubuh		

«Kebahagiaan adalah mereka yang bermimpi dan siap membayar harga untuk menjadikannya kenyataan»
- Leon J. Suenes

KESEHATAN DI
TANGAN ANDA

Lembar Catatan Pola Makan		
☐ Sarapan ☐ Makan siang ☐ Makan malam		
Reaksi Setelah Makan	Baik	Buruk
NAFSU MAKAN KEKENYANGAN/ KEPUASAN MENGIDAM MAKANAN MANIS	Setelah Makan … ☐ Merasa kenyang, puas ☐ TIDAK mengidam makanan manis ☐ TIDAK ingin makan lagi ☐ TIDAK merasa cepat lapar ☐ TIDAK perlu makan camilan sebelum jam makan selanjutnya	Setelah Makan … ☐ Merasa kenyang secara fisik tetapi masih lapar ☐ Tidak merasa puas; merasa seperti sesuatu terlewatkan dari makan ☐ Ingin makan makanan manis ☐ Merasa cepat lapar setelah jam makan ☐ Perlu camilan di antara jam makan
TINGKAT ENERGI	Respon energi normal terhadap makanan: ☐ Energi pulih setelah makan ☐ Memiliki perasaaan energi bagus, awet, "normal" dan sehat	Respon energi buruk terhadap makanan: ☐ Terlalu banyak atau terlalu sedikit energi ☐ Menjadi hiper, gelisah, gemetar, khawatir, atau terburu-buru ☐ Merasa hiper, tetapi aus "di dalam" ☐ Energi turun, lemas, lelah, mengantuk, lesu
KESEHATAN MENTAL EMOSIONAL	Kualitas Normal: ☐ Meningkatkan kesehatan ☐ Merasa energik dan segar kembali ☐ Meningkatkan emosi ☐ Memperbaiki kejelasan dan ketajaman pikiran ☐ Menormalkan proses berpikir	Abnormal qualities: ☐ Mental lambat, lamban, lalai ☐ Tidak mampu berpikir dengan cepat dan jelas ☐ Hiper, berpikir terlalu cepat ☐ Tidak mampu memusatkan / mempertahankan perhatian ☐ Sifat hipo: apatis, depresi, sedih ☐ Sifat hiper: cemas, obsesif, takut, marah, mudah marah, atau pemarah, dll.

JURNAL DIET DAN LATIHAN

MINGGU 5 / HARI 36

Tanggal : _____

Tujuan Diet dan Latihan : _____

_____

_____

_____

_____

Makanan	Daftar Makanan yang Anda Makan	Catatan Tambahan
Sarapan		
Makan Siang		
Makan Malam		
Snack		

	Latihan	Durasi, Pengulangan dan Catatan Tambahan
Peregangan Keseimbangan Tubuh		
Latihan Stabilitas Dasar		
Latihan Pelurusan Tubuh		

«Jika kita menghadap ke arah yang benar, maka yang harus kita lakukan adalah terus berjalan»
- Peribahasa Zen

KESEHATAN DI
TANGAN ANDA

Lembar Catatan Pola Makan

☐ Sarapan   ☐ Makan siang   ☐ Makan malam

Reaksi Setelah Makan	Baik	Buruk
NAFSU MAKAN KEKENYANGAN/ KEPUASAN MENGIDAM MAKANAN MANIS	Setelah Makan ... ☐ Merasa kenyang, puas ☐ TIDAK mengidam makanan manis ☐ TIDAK ingin makan lagi ☐ TIDAK merasa cepat lapar ☐ TIDAK perlu makan camilan sebelum jam makan selanjutnya	Setelah Makan ... ☐ Merasa kenyang secara fisik tetapi masih lapar ☐ Tidak merasa puas; merasa seperti sesuatu terlewatkan dari makan ☐ Ingin makan makanan manis ☐ Merasa cepat lapar setelah jam makan ☐ Perlu camilan di antara jam makan
TINGKAT ENERGI	Respon energi normal terhadap makanan: ☐ Energi pulih setelah makan ☐ Memiliki perasaaan energi bagus, awet, "normal" dan sehat	Respon energi buruk terhadap makanan: ☐ Terlalu banyak atau terlalu sedikit energi ☐ Menjadi hiper, gelisah, gemetar, khawatir, atau terburu-buru ☐ Merasa hiper, tetapi aus "di dalam" ☐ Energi turun, lemas, lelah, mengantuk, lesu
KESEHATAN MENTAL EMOSIONAL	Kualitas Normal: ☐ Meningkatkan kesehatan ☐ Merasa energik dan segar kembali ☐ Meningkatkan emosi ☐ Memperbaiki kejelasan dan ketajaman pikiran ☐ Menormalkan proses berpikir	Abnormal qualities: ☐ Mental lambat, lamban, lalai ☐ Tidak mampu berpikir dengan cepat dan jelas ☐ Hiper, berpikir terlalu cepat ☐ Tidak mampu memusatkan / mempertahankan perhatian ☐ Sifat hipo: apatis, depresi, sedih ☐ Sifat hiper: cemas, obsesif, takut, marah, mudah marah, atau pemarah, dll.

JURNAL DIET DAN LATIHAN   MINGGU 6 / HARI 37

Tanggal : _____

Tujuan Diet dan Latihan : _____

_____

_____

_____

_____

Makanan	Daftar Makanan yang Anda Makan	Catatan Tambahan
Sarapan		
Makan Siang		
Makan Malam		
Snack		

	Latihan	Durasi, Pengulangan dan Catatan Tambahan
Peregangan Keseimbangan Tubuh		
Latihan Stabilitas Dasar		
Latihan Pelurusan Tubuh		

«Tidak pernah terlambat untuk menjadi seperti yang pernah Anda inginkan»
- George Eliot

KESEHATAN DI
TANGAN ANDA

Lembar Catatan Pola Makan		
☐ Sarapan ☐ Makan siang ☐ Makan malam		
Reaksi Setelah Makan	Baik	Buruk
NAFSU MAKAN KEKENYANGAN/ KEPUASAAN MENGIDAM MAKANAN MANIS	Setelah Makan … ☐ Merasa kenyang, puas ☐ TIDAK mengidam makanan manis ☐ TIDAK ingin makan lagi ☐ TIDAK merasa cepat lapar ☐ TIDAK perlu makan camilan sebelum jam makan selanjutnya	Setelah Makan … ☐ Merasa kenyang secara fisik tetapi masih lapar ☐ Tidak merasa puas; merasa seperti sesuatu terlewatkan dari makan ☐ Ingin makan makanan manis ☐ Merasa cepat lapar setelah jam makan ☐ Perlu camilan di antara jam makan
TINGKAT ENERGI	Respon energi normal terhadap makanan: ☐ Energi pulih setelah makan ☐ Memiliki perasaaan energi bagus, awet, "normal" dan sehat	Respon energi buruk terhadap makanan: ☐ Terlalu banyak atau terlalu sedikit energi ☐ Menjadi hiper, gelisah, gemetar, khawatir, atau terburu-buru ☐ Merasa hiper, tetapi aus "di dalam" ☐ Energi turun, lemas, lelah, mengantuk, lesu
KESEHATAN MENTAL EMOSIONAL	Kualitas Normal: ☐ Meningkatkan kesehatan ☐ Merasa energik dan segar kembali ☐ Meningkatkan emosi ☐ Memperbaiki kejelasan dan ketajaman pikiran ☐ Menormalkan proses berpikir	Abnormal qualities: ☐ Mental lambat, lamban, lalai ☐ Tidak mampu berpikir dengan cepat dan jelas ☐ Hiper, berpikir terlalu cepat ☐ Tidak mampu memusatkan / mempertahankan perhatian ☐ Sifat hipo: apatis, depresi, sedih ☐ Sifat hiper: cemas, obsesif, takut, marah, mudah marah, atau pemarah, dll.

JURNAL DIET DAN LATIHAN

Tanggal : _____

Tujuan Diet dan Latihan : _____

_____

_____

_____

_____

Makanan	Daftar Makanan yang Anda Makan	Catatan Tambahan
Sarapan		
Makan Siang		
Makan Malam		
Snack		

	Latihan	Durasi, Pengulangan dan Catatan Tambahan
Peregangan Keseimbangan Tubuh		
Latihan Stabilitas Dasar		
Latihan Pelurusan Tubuh		

«Hal terbaik untuk meramalkan masa depan adalah dengan menciptakannya»
- Abraham Lincoln

KESEHATAN DI TANGAN ANDA

Lembar Catatan Pola Makan

☐ Sarapan   ☐ Makan siang   ☐ Makan malam

Reaksi Setelah Makan	Baik	Buruk
NAFSU MAKAN KEKENYANGAN/ KEPUASAN MENGIDAM MAKANAN MANIS	Setelah Makan ... ☐ Merasa kenyang, puas ☐ TIDAK mengidam makanan manis ☐ TIDAK ingin makan lagi ☐ TIDAK merasa cepat lapar ☐ TIDAK perlu makan camilan sebelum jam makan selanjutnya	Setelah Makan ... ☐ Merasa kenyang secara fisik tetapi masih lapar ☐ Tidak merasa puas; merasa seperti sesuatu terlewatkan dari makan ☐ Ingin makan makanan manis ☐ Merasa cepat lapar setelah jam makan ☐ Perlu camilan di antara jam makan
TINGKAT ENERGI	Respon energi normal terhadap makanan: ☐ Energi pulih setelah makan ☐ Memiliki perasaaan energi bagus, awet, "normal" dan sehat	Respon energi buruk terhadap makanan: ☐ Terlalu banyak atau terlalu sedikit energi ☐ Menjadi hiper, gelisah, gemetar, khawatir, atau terburu-buru ☐ Merasa hiper, tetapi aus "di dalam" ☐ Energi turun, lemas, lelah, mengantuk, lesu
KESEHATAN MENTAL EMOSIONAL	Kualitas Normal: ☐ Meningkatkan kesehatan ☐ Merasa energik dan segar kembali ☐ Meningkatkan emosi ☐ Memperbaiki kejelasan dan ketajaman pikiran ☐ Menormalkan proses berpikir	Abnormal qualities: ☐ Mental lambat, lamban, lalai ☐ Tidak mampu berpikir dengan cepat dan jelas ☐ Hiper, berpikir terlalu cepat ☐ Tidak mampu memusatkan / mempertahankan perhatian ☐ Sifat hipo: apatis, depresi, sedih ☐ Sifat hiper: cemas, obsesif, takut, marah, mudah marah, atau pemarah, dll.

JURNAL DIET DAN LATIHAN

MINGGU 6 / HARI 39

Tanggal : _____

Tujuan Diet dan Latihan : _____

_____

_____

_____

_____

Makanan	Daftar Makanan yang Anda Makan	Catatan Tambahan
Sarapan		
Makan Siang		
Makan Malam		
Snack		

Latihan		Durasi, Pengulangan dan Catatan Tambahan
Peregangan Keseimbangan Tubuh		
Latihan Stabilitas Dasar		
Latihan Pelurusan Tubuh		

«Dalam situasi apapun, hal terbaik yang dapat Anda lakukan adalah dengan melakukan hal yang benar, hal terbaik selanjutnya adalah melakukan hal yang salah, dan hal yang paling buruk adalah tidak melakukan apapun» - Theodore Roosevelt

KESEHATAN DI TANGAN ANDA

Lembar Catatan Pola Makan

☐ Sarapan ☐ Makan siang ☐ Makan malam

Reaksi Setelah Makan	Baik	Buruk
NAFSU MAKAN KEKENYANGAN/ KEPUASAN MENGIDAM MAKANAN MANIS	Setelah Makan … ☐ Merasa kenyang, puas ☐ TIDAK mengidam makanan manis ☐ TIDAK ingin makan lagi ☐ TIDAK merasa cepat lapar ☐ TIDAK perlu makan camilan sebelum jam makan selanjutnya	Setelah Makan … ☐ Merasa kenyang secara fisik tetapi masih lapar ☐ Tidak merasa puas; merasa seperti sesuatu terlewatkan dari makan ☐ Ingin makan makanan manis ☐ Merasa cepat lapar setelah jam makan ☐ Perlu camilan di antara jam makan
TINGKAT ENERGI	Respon energi normal terhadap makanan: ☐ Energi pulih setelah makan ☐ Memiliki perasaaan energi bagus, awet, "normal" dan sehat	Respon energi buruk terhadap makanan: ☐ Terlalu banyak atau terlalu sedikit energi ☐ Menjadi hiper, gelisah, gemetar, khawatir, atau terburu-buru ☐ Merasa hiper, tetapi aus "di dalam" ☐ Energi turun, lemas, lelah, mengantuk, lesu
KESEHATAN MENTAL EMOSIONAL	Kualitas Normal: ☐ Meningkatkan kesehatan ☐ Merasa energik dan segar kembali ☐ Meningkatkan emosi ☐ Memperbaiki kejelasan dan ketajaman pikiran ☐ Menormalkan proses berpikir	Abnormal qualities: ☐ Mental lambat, lamban, lalai ☐ Tidak mampu berpikir dengan cepat dan jelas ☐ Hiper, berpikir terlalu cepat ☐ Tidak mampu memusatkan / mempertahankan perhatian ☐ Sifat hipo: apatis, depresi, sedih ☐ Sifat hiper: cemas, obsesif, takut, marah, mudah marah, atau pemarah, dll.

JURNAL DIET DAN LATIHAN   MINGGU 6 / HARI 40

Tanggal : _____

Tujuan Diet dan Latihan : _____

_____

_____

_____

Makanan	Daftar Makanan yang Anda Makan	Catatan Tambahan
Sarapan		
Makan Siang		
Makan Malam		
Snack		

	Latihan	Durasi, Pengulangan dan Catatan Tambahan
Peregangan Keseimbangan Tubuh		
Latihan Stabilitas Dasar		
Latihan Pelurusan Tubuh		

> «Buatlah perubahan dan jadilah pemimpin, terimalah perubahan dan bertahan, tolaklah perubahan dan binasa» - Ray Norda

Lembar Catatan Pola Makan		
☐ Sarapan ☐ Makan siang ☐ Makan malam		
Reaksi Setelah Makan	Baik	Buruk
NAFSU MAKAN KEKENYANGAN/ KEPUASAN MENGIDAM MAKANAN MANIS	Setelah Makan … ☐ Merasa kenyang, puas ☐ TIDAK mengidam makanan manis ☐ TIDAK ingin makan lagi ☐ TIDAK merasa cepat lapar ☐ TIDAK perlu makan camilan sebelum jam makan selanjutnya	Setelah Makan … ☐ Merasa kenyang secara fisik tetapi masih lapar ☐ Tidak merasa puas; merasa seperti sesuatu terlewatkan dari makan ☐ Ingin makan makanan manis ☐ Merasa cepat lapar setelah jam makan ☐ Perlu camilan di antara jam makan
TINGKAT ENERGI	Respon energi normal terhadap makanan: ☐ Energi pulih setelah makan ☐ Memiliki perasaaan energi bagus, awet, "normal" dan sehat	Respon energi buruk terhadap makanan: ☐ Terlalu banyak atau terlalu sedikit energi ☐ Menjadi hiper, gelisah, gemetar, khawatir, atau terburu-buru ☐ Merasa hiper, tetapi aus "di dalam" ☐ Energi turun, lemas, lelah, mengantuk, lesu
KESEHATAN MENTAL EMOSIONAL	Kualitas Normal: ☐ Meningkatkan kesehatan ☐ Merasa energik dan segar kembali ☐ Meningkatkan emosi ☐ Memperbaiki kejelasan dan ketajaman pikiran ☐ Menormalkan proses berpikir	Abnormal qualities: ☐ Mental lambat, lamban, lalai ☐ Tidak mampu berpikir dengan cepat dan jelas ☐ Hiper, berpikir terlalu cepat ☐ Tidak mampu memusatkan / mempertahankan perhatian ☐ Sifat hipo: apatis, depresi, sedih ☐ Sifat hiper: cemas, obsesif, takut, marah, mudah marah, atau pemarah, dll.

JURNAL DIET DAN LATIHAN   MINGGU 6 / HARI 41

Tanggal : _____

Tujuan Diet dan Latihan : _____

_____

_____

_____

Makanan	Daftar Makanan yang Anda Makan	Catatan Tambahan
Sarapan		
Makan Siang		
Makan Malam		
Snack		

	Latihan	Durasi, Pengulangan dan Catatan Tambahan
Peregangan Keseimbangan Tubuh		
Latihan Stabilitas Dasar		
Latihan Pelurusan Tubuh		

«Jika Anda ingin membuat mimpi Anda menjadi kenyataan, hal pertama yang harus Anda lakukan adalah bangun» - J.M Power

Lembar Catatan Pola Makan		
☐ Sarapan ☐ Makan siang ☐ Makan malam		
Reaksi Setelah Makan	Baik	Buruk
NAFSU MAKAN KEKENYANGAN/ KEPUASAN MENGIDAM MAKANAN MANIS	Setelah Makan … ☐ Merasa kenyang, puas ☐ TIDAK mengidam makanan manis ☐ TIDAK ingin makan lagi ☐ TIDAK merasa cepat lapar ☐ TIDAK perlu makan camilan sebelum jam makan selanjutnya	Setelah Makan … ☐ Merasa kenyang secara fisik tetapi masih lapar ☐ Tidak merasa puas; merasa seperti sesuatu terlewatkan dari makan ☐ Ingin makan makanan manis ☐ Merasa cepat lapar setelah jam makan ☐ Perlu camilan di antara jam makan
TINGKAT ENERGI	Respon energi normal terhadap makanan: ☐ Energi pulih setelah makan ☐ Memiliki perasaaan energi bagus, awet, "normal" dan sehat	Respon energi buruk terhadap makanan: ☐ Terlalu banyak atau terlalu sedikit energi ☐ Menjadi hiper, gelisah, gemetar, khawatir, atau terburu-buru ☐ Merasa hiper, tetapi aus "di dalam" ☐ Energi turun, lemas, lelah, mengantuk, lesu
KESEHATAN MENTAL EMOSIONAL	Kualitas Normal: ☐ Meningkatkan kesehatan ☐ Merasa energik dan segar kembali ☐ Meningkatkan emosi ☐ Memperbaiki kejelasan dan ketajaman pikiran ☐ Menormalkan proses berpikir	Abnormal qualities: ☐ Mental lambat, lamban, lalai ☐ Tidak mampu berpikir dengan cepat dan jelas ☐ Hiper, berpikir terlalu cepat ☐ Tidak mampu memusatkan / mempertahankan perhatian ☐ Sifat hipo: apatis, depresi, sedih ☐ Sifat hiper: cemas, obsesif, takut, marah, mudah marah, atau pemarah, dll.

JURNAL DIET DAN LATIHAN   MINGGU 6 / HARI 42

Tanggal : _____

Tujuan Diet dan Latihan : _____

_____

_____

_____

_____

Makanan	Daftar Makanan yang Anda Makan	Catatan Tambahan
Sarapan		
Makan Siang		
Makan Malam		
Snack		

	Latihan	Durasi, Pengulangan dan Catatan Tambahan
Peregangan Keseimbangan Tubuh		
Latihan Stabilitas Dasar		
Latihan Pelurusan Tubuh		

«Tak seorangpun dari kita yang tahu apa yang akan terjadi bahkan pada menit berikutnya, namun kita masih terus melangkah. Karena kita percaya. Karena kita punya Keyakinan» - Paulo Coelho, Brida

KESEHATAN DI TANGAN ANDA

Lembar Catatan Pola Makan		
☐ Sarapan ☐ Makan siang ☐ Makan malam		
Reaksi Setelah Makan	Baik	Buruk
NAFSU MAKAN KEKENYANGAN/ KEPUASAN MENGIDAM MAKANAN MANIS	Setelah Makan … ☐ Merasa kenyang, puas ☐ TIDAK mengidam makanan manis ☐ TIDAK ingin makan lagi ☐ TIDAK merasa cepat lapar ☐ TIDAK perlu makan camilan sebelum jam makan selanjutnya	Setelah Makan … ☐ Merasa kenyang secara fisik tetapi masih lapar ☐ Tidak merasa puas; merasa seperti sesuatu terlewatkan dari makan ☐ Ingin makan makanan manis ☐ Merasa cepat lapar setelah jam makan ☐ Perlu camilan di antara jam makan
TINGKAT ENERGI	Respon energi normal terhadap makanan: ☐ Energi pulih setelah makan ☐ Memiliki perasaaan energi bagus, awet, "normal" dan sehat	Respon energi buruk terhadap makanan: ☐ Terlalu banyak atau terlalu sedikit energi ☐ Menjadi hiper, gelisah, gemetar, khawatir, atau terburu-buru ☐ Merasa hiper, tetapi aus "di dalam" ☐ Energi turun, lemas, lelah, mengantuk, lesu
KESEHATAN MENTAL EMOSIONAL	Kualitas Normal: ☐ Meningkatkan kesehatan ☐ Merasa energik dan segar kembali ☐ Meningkatkan emosi ☐ Memperbaiki kejelasan dan ketajaman pikiran ☐ Menormalkan proses berpikir	Abnormal qualities: ☐ Mental lambat, lamban, lalai ☐ Tidak mampu berpikir dengan cepat dan jelas ☐ Hiper, berpikir terlalu cepat ☐ Tidak mampu memusatkan / mempertahankan perhatian ☐ Sifat hipo: apatis, depresi, sedih ☐ Sifat hiper: cemas, obsesif, takut, marah, mudah marah, atau pemarah, dll.

JURNAL DIET DAN LATIHAN   MINGGU 7 / HARI 43

Tanggal : _____

Tujuan Diet dan Latihan : _____

_____

_____

_____

_____

Makanan	Daftar Makanan yang Anda Makan	Catatan Tambahan
Sarapan		
Makan Siang		
Makan Malam		
Snack		

	Latihan	Durasi, Pengulangan dan Catatan Tambahan
Peregangan Keseimbangan Tubuh		
Latihan Stabilitas Dasar		
Latihan Pelurusan Tubuh		

«Keyakinan adalah tentang tindakan. Anda adalah apa yang Anda lakukan, bukan hanya bagaimana Anda percaya» - Mitch Albom

KESEHATAN DI TANGAN ANDA

Lembar Catatan Pola Makan

☐ Sarapan   ☐ Makan siang   ☐ Makan malam

Reaksi Setelah Makan	Baik	Buruk
NAFSU MAKAN KEKENYANGAN/ KEPUASAN MENGIDAM MAKANAN MANIS	Setelah Makan … ☐ Merasa kenyang, puas ☐ TIDAK mengidam makanan manis ☐ TIDAK ingin makan lagi ☐ TIDAK merasa cepat lapar ☐ TIDAK perlu makan camilan sebelum jam makan selanjutnya	Setelah Makan … ☐ Merasa kenyang secara fisik tetapi masih lapar ☐ Tidak merasa puas; merasa seperti sesuatu terlewatkan dari makan ☐ Ingin makan makanan manis ☐ Merasa cepat lapar setelah jam makan ☐ Perlu camilan di antara jam makan
TINGKAT ENERGI	Respon energi normal terhadap makanan: ☐ Energi pulih setelah makan ☐ Memiliki perasaaan energi bagus, awet, "normal" dan sehat	Respon energi buruk terhadap makanan: ☐ Terlalu banyak atau terlalu sedikit energi ☐ Menjadi hiper, gelisah, gemetar, khawatir, atau terburu-buru ☐ Merasa hiper, tetapi aus "di dalam" ☐ Energi turun, lemas, lelah, mengantuk, lesu
KESEHATAN MENTAL EMOSIONAL	Kualitas Normal: ☐ Meningkatkan kesehatan ☐ Merasa energik dan segar kembali ☐ Meningkatkan emosi ☐ Memperbaiki kejelasan dan ketajaman pikiran ☐ Menormalkan proses berpikir	Abnormal qualities: ☐ Mental lambat, lamban, lalai ☐ Tidak mampu berpikir dengan cepat dan jelas ☐ Hiper, berpikir terlalu cepat ☐ Tidak mampu memusatkan / mempertahankan perhatian ☐ Sifat hipo: apatis, depresi, sedih ☐ Sifat hiper: cemas, obsesif, takut, marah, mudah marah, atau pemarah, dll.

JURNAL DIET DAN LATIHAN   MINGGU 7 / HARI 44

Tanggal : _____

Tujuan Diet dan Latihan : _____

_____

_____

_____

_____

Makanan	Daftar Makanan yang Anda Makan	Catatan Tambahan
Sarapan		
Makan Siang		
Makan Malam		
Snack		

	Latihan	Durasi, Pengulangan dan Catatan Tambahan
Peregangan Keseimbangan Tubuh		
Latihan Stabilitas Dasar		
Latihan Pelurusan Tubuh		

«Kemarin telah berlalu. Esok belum tiba. Kita hanya punya saat ini. Mari kita mulai»
- Ibu Teresa

KESEHATAN DI
TANGAN ANDA

Lembar Catatan Pola Makan

☐ Sarapan ☐ Makan siang ☐ Makan malam

Reaksi Setelah Makan	Baik	Buruk
NAFSU MAKAN KEKENYANGAN/ KEPUASAN MENGIDAM MAKANAN MANIS	Setelah Makan … ☐ Merasa kenyang, puas ☐ TIDAK mengidam makanan manis ☐ TIDAK ingin makan lagi ☐ TIDAK merasa cepat lapar ☐ TIDAK perlu makan camilan sebelum jam makan selanjutnya	Setelah Makan … ☐ Merasa kenyang secara fisik tetapi masih lapar ☐ Tidak merasa puas; merasa seperti sesuatu terlewatkan dari makan ☐ Ingin makan makanan manis ☐ Merasa cepat lapar setelah jam makan ☐ Perlu camilan di antara jam makan
TINGKAT ENERGI	Respon energi normal terhadap makanan: ☐ Energi pulih setelah makan ☐ Memiliki perasaaan energi bagus, awet, "normal" dan sehat	Respon energi buruk terhadap makanan: ☐ Terlalu banyak atau terlalu sedikit energi ☐ Menjadi hiper, gelisah, gemetar, khawatir, atau terburu-buru ☐ Merasa hiper, tetapi aus "di dalam" ☐ Energi turun, lemas, lelah, mengantuk, lesu
KESEHATAN MENTAL EMOSIONAL	Kualitas Normal: ☐ Meningkatkan kesehatan ☐ Merasa energik dan segar kembali ☐ Meningkatkan emosi ☐ Memperbaiki kejelasan dan ketajaman pikiran ☐ Menormalkan proses berpikir	Abnormal qualities: ☐ Mental lambat, lamban, lalai ☐ Tidak mampu berpikir dengan cepat dan jelas ☐ Hiper, berpikir terlalu cepat ☐ Tidak mampu memusatkan / mempertahankan perhatian ☐ Sifat hipo: apatis, depresi, sedih ☐ Sifat hiper: cemas, obsesif, takut, marah, mudah marah, atau pemarah, dll.

JURNAL DIET DAN LATIHAN   MINGGU 7 / HARI 45

Tanggal : _____

Tujuan Diet dan Latihan : _____

_____

_____

_____

_____

Makanan	Daftar Makanan yang Anda Makan	Catatan Tambahan
Sarapan		
Makan Siang		
Makan Malam		
Snack		

Latihan		Durasi, Pengulangan dan Catatan Tambahan
Peregangan Keseimbangan Tubuh		
Latihan Stabilitas Dasar		
Latihan Pelurusan Tubuh		

> «Anda mungkin dapat menunda, namun waktu tidak»
> - Benjamin Franklin

KESEHATAN DI
TANGAN ANDA

Lembar Catatan Pola Makan		
☐ Sarapan ☐ Makan siang ☐ Makan malam		
Reaksi Setelah Makan	Baik	Buruk
NAFSU MAKAN KEKENYANGAN/ KEPUASAN MENGIDAM MAKANAN MANIS	Setelah Makan … ☐ Merasa kenyang, puas ☐ TIDAK mengidam makanan manis ☐ TIDAK ingin makan lagi ☐ TIDAK merasa cepat lapar ☐ TIDAK perlu makan camilan sebelum jam makan selanjutnya	Setelah Makan … ☐ Merasa kenyang secara fisik tetapi masih lapar ☐ Tidak merasa puas; merasa seperti sesuatu terlewatkan dari makan ☐ Ingin makan makanan manis ☐ Merasa cepat lapar setelah jam makan ☐ Perlu camilan di antara jam makan
TINGKAT ENERGI	Respon energi normal terhadap makanan: ☐ Energi pulih setelah makan ☐ Memiliki perasaan energi bagus, awet, "normal" dan sehat	Respon energi buruk terhadap makanan: ☐ Terlalu banyak atau terlalu sedikit energi ☐ Menjadi hiper, gelisah, gemetar, khawatir, atau terburu-buru ☐ Merasa hiper, tetapi aus "di dalam" ☐ Energi turun, lemas, lelah, mengantuk, lesu
KESEHATAN MENTAL EMOSIONAL	Kualitas Normal: ☐ Meningkatkan kesehatan ☐ Merasa energik dan segar kembali ☐ Meningkatkan emosi ☐ Memperbaiki kejelasan dan ketajaman pikiran ☐ Menormalkan proses berpikir	Abnormal qualities: ☐ Mental lambat, lamban, lalai ☐ Tidak mampu berpikir dengan cepat dan jelas ☐ Hiper, berpikir terlalu cepat ☐ Tidak mampu memusatkan / mempertahankan perhatian ☐ Sifat hipo: apatis, depresi, sedih ☐ Sifat hiper: cemas, obsesif, takut, marah, mudah marah, atau pemarah, dll.

JURNAL DIET DAN LATIHAN

Tanggal : _____

Tujuan Diet dan Latihan : _____

_____

_____

_____

_____

Makanan	Daftar Makanan yang Anda Makan	Catatan Tambahan
Sarapan		
Makan Siang		
Makan Malam		
Snack		

Latihan	Durasi, Pengulangan dan Catatan Tambahan
Peregangan Keseimbangan Tubuh	
Latihan Stabilitas Dasar	
Latihan Pelurusan Tubuh	

«Tarik nafas. Lepaskan. Dan ingatkan diri Anda bahwa saat ini adalah satu-satunya yang Anda miliki»
- Oprah Winfrey

KESEHATAN DI
TANGAN ANDA

Lembar Catatan Pola Makan		
☐ Sarapan ☐ Makan siang ☐ Makan malam		
Reaksi Setelah Makan	Baik	Buruk
NAFSU MAKAN KEKENYANGAN/ KEPUASAN MENGIDAM MAKANAN MANIS	Setelah Makan … ☐ Merasa kenyang, puas ☐ TIDAK mengidam makanan manis ☐ TIDAK ingin makan lagi ☐ TIDAK merasa cepat lapar ☐ TIDAK perlu makan camilan sebelum jam makan selanjutnya	Setelah Makan … ☐ Merasa kenyang secara fisik tetapi masih lapar ☐ Tidak merasa puas; merasa seperti sesuatu terlewatkan dari makan ☐ Ingin makan makanan manis ☐ Merasa cepat lapar setelah jam makan ☐ Perlu camilan di antara jam makan
TINGKAT ENERGI	Respon energi normal terhadap makanan: ☐ Energi pulih setelah makan ☐ Memiliki perasaaan energi bagus, awet, "normal" dan sehat	Respon energi buruk terhadap makanan: ☐ Terlalu banyak atau terlalu sedikit energi ☐ Menjadi hiper, gelisah, gemetar, khawatir, atau terburu-buru ☐ Merasa hiper, tetapi aus "di dalam" ☐ Energi turun, lemas, lelah, mengantuk, lesu
KESEHATAN MENTAL EMOSIONAL	Kualitas Normal: ☐ Meningkatkan kesehatan ☐ Merasa energik dan segar kembali ☐ Meningkatkan emosi ☐ Memperbaiki kejelasan dan ketajaman pikiran ☐ Menormalkan proses berpikir	Abnormal qualities: ☐ Mental lambat, lamban, lalai ☐ Tidak mampu berpikir dengan cepat dan jelas ☐ Hiper, berpikir terlalu cepat ☐ Tidak mampu memusatkan / mempertahankan perhatian ☐ Sifat hipo: apatis, depresi, sedih ☐ Sifat hiper: cemas, obsesif, takut, marah, mudah marah, atau pemarah, dll.

JURNAL DIET DAN LATIHAN

MINGGU 7 / HARI 47

Tanggal : _____

Tujuan Diet dan Latihan : _____

_____

_____

_____

Makanan	Daftar Makanan yang Anda Makan	Catatan Tambahan
Sarapan		
Makan Siang		
Makan Malam		
Snack		

	Latihan	Durasi, Pengulangan dan Catatan Tambahan
Peregangan Keseimbangan Tubuh		
Latihan Stabilitas Dasar		
Latihan Pelurusan Tubuh		

«Jika Anda ingin hidup Anda berubah, pilihan Anda harus berubah, hari ini adalah hari terbaik dari hidup Anda untuk memulai» - rewirethoughts.com

KESEHATAN DI TANGAN ANDA

Lembar Catatan Pola Makan

☐ Sarapan   ☐ Makan siang   ☐ Makan malam

Reaksi Setelah Makan	Baik	Buruk
NAFSU MAKAN KEKENYANGAN/ KEPUASAN MENGIDAM MAKANAN MANIS	Setelah Makan … ☐ Merasa kenyang, puas ☐ TIDAK mengidam makanan manis ☐ TIDAK ingin makan lagi ☐ TIDAK merasa cepat lapar ☐ TIDAK perlu makan camilan sebelum jam makan selanjutnya	Setelah Makan … ☐ Merasa kenyang secara fisik tetapi masih lapar ☐ Tidak merasa puas; merasa seperti sesuatu terlewatkan dari makan ☐ Ingin makan makanan manis ☐ Merasa cepat lapar setelah jam makan ☐ Perlu camilan di antara jam makan
TINGKAT ENERGI	Respon energi normal terhadap makanan: ☐ Energi pulih setelah makan ☐ Memiliki perasaaan energi bagus, awet, "normal" dan sehat	Respon energi buruk terhadap makanan: ☐ Terlalu banyak atau terlalu sedikit energi ☐ Menjadi hiper, gelisah, gemetar, khawatir, atau terburu-buru ☐ Merasa hiper, tetapi aus "di dalam" ☐ Energi turun, lemas, lelah, mengantuk, lesu
KESEHATAN MENTAL EMOSIONAL	Kualitas Normal: ☐ Meningkatkan kesehatan ☐ Merasa energik dan segar kembali ☐ Meningkatkan emosi ☐ Memperbaiki kejelasan dan ketajaman pikiran ☐ Menormalkan proses berpikir	Abnormal qualities: ☐ Mental lambat, lamban, lalai ☐ Tidak mampu berpikir dengan cepat dan jelas ☐ Hiper, berpikir terlalu cepat ☐ Tidak mampu memusatkan / mempertahankan perhatian ☐ Sifat hipo: apatis, depresi, sedih ☐ Sifat hiper: cemas, obsesif, takut, marah, mudah marah, atau pemarah, dll.

JURNAL DIET DAN LATIHAN   MINGGU 7 / HARI 48

Tanggal : _____

Tujuan Diet dan Latihan : _____

_____

_____

_____

Makanan	Daftar Makanan yang Anda Makan	Catatan Tambahan
Sarapan		
Makan Siang		
Makan Malam		
Snack		

	Latihan	Durasi, Pengulangan dan Catatan Tambahan
Peregangan Keseimbangan Tubuh		
Latihan Stabilitas Dasar		
Latihan Pelurusan Tubuh		

«Enam dokter terbaik dimanapun dan tidak dapat ditolak siapapun adalah sinar matahari, air, istirahat, udara, olahraga dan diet» - Wayne Fields

KESEHATAN DI TANGAN ANDA

Lembar Catatan Pola Makan

☐ Sarapan ☐ Makan siang ☐ Makan malam

Reaksi Setelah Makan	Baik	Buruk
NAFSU MAKAN KEKENYANGAN/ KEPUASAAN MENGIDAM MAKANAN MANIS	Setelah Makan … ☐ Merasa kenyang, puas ☐ TIDAK mengidam makanan manis ☐ TIDAK ingin makan lagi ☐ TIDAK merasa cepat lapar ☐ TIDAK perlu makan camilan sebelum jam makan selanjutnya	Setelah Makan … ☐ Merasa kenyang secara fisik tetapi masih lapar ☐ Tidak merasa puas; merasa seperti sesuatu terlewatkan dari makan ☐ Ingin makan makanan manis ☐ Merasa cepat lapar setelah jam makan ☐ Perlu camilan di antara jam makan
TINGKAT ENERGI	Respon energi normal terhadap makanan: ☐ Energi pulih setelah makan ☐ Memiliki perasaaan energi bagus, awet, "normal" dan sehat	Respon energi buruk terhadap makanan: ☐ Terlalu banyak atau terlalu sedikit energi ☐ Menjadi hiper, gelisah, gemetar, khawatir, atau terburu-buru ☐ Merasa hiper, tetapi aus "di dalam" ☐ Energi turun, lemas, lelah, mengantuk, lesu
KESEHATAN MENTAL EMOSIONAL	Kualitas Normal: ☐ Meningkatkan kesehatan ☐ Merasa energik dan segar kembali ☐ Meningkatkan emosi ☐ Memperbaiki kejelasan dan ketajaman pikiran ☐ Menormalkan proses berpikir	Abnormal qualities: ☐ Mental lambat, lamban, lalai ☐ Tidak mampu berpikir dengan cepat dan jelas ☐ Hiper, berpikir terlalu cepat ☐ Tidak mampu memusatkan / mempertahankan perhatian ☐ Sifat hipo: apatis, depresi, sedih ☐ Sifat hiper: cemas, obsesif, takut, marah, mudah marah, atau pemarah, dll.

JURNAL DIET DAN LATIHAN   MINGGU 7 / HARI 49

Tanggal : _____

Tujuan Diet dan Latihan : _____

_____

_____

_____

Makanan	Daftar Makanan yang Anda Makan	Catatan Tambahan
Sarapan		
Makan Siang		
Makan Malam		
Snack		

	Latihan	Durasi, Pengulangan dan Catatan Tambahan
Peregangan Keseimbangan Tubuh		
Latihan Stabilitas Dasar		
Latihan Pelurusan Tubuh		

«Anda tidak selalu mendapat yang Anda inginkan, Anda mendapat apa yang Anda kerjakan !»
- Pengarang Tak Dikenal

KESEHATAN DI TANGAN ANDA

Lembar Catatan Pola Makan

☐ Sarapan ☐ Makan siang ☐ Makan malam

Reaksi Setelah Makan	Baik	Buruk
NAFSU MAKAN KEKENYANGAN/ KEPUASAN MENGIDAM MAKANAN MANIS	Setelah Makan … ☐ Merasa kenyang, puas ☐ TIDAK mengidam makanan manis ☐ TIDAK ingin makan lagi ☐ TIDAK merasa cepat lapar ☐ TIDAK perlu makan camilan sebelum jam makan selanjutnya	Setelah Makan … ☐ Merasa kenyang secara fisik tetapi masih lapar ☐ Tidak merasa puas; merasa seperti sesuatu terlewatkan dari makan ☐ Ingin makan makanan manis ☐ Merasa cepat lapar setelah jam makan ☐ Perlu camilan di antara jam makan
TINGKAT ENERGI	Respon energi normal terhadap makanan: ☐ Energi pulih setelah makan ☐ Memiliki perasaaan energi bagus, awet, "normal" dan sehat	Respon energi buruk terhadap makanan: ☐ Terlalu banyak atau terlalu sedikit energi ☐ Menjadi hiper, gelisah, gemetar, khawatir, atau terburu-buru ☐ Merasa hiper, tetapi aus "di dalam" ☐ Energi turun, lemas, lelah, mengantuk, lesu
KESEHATAN MENTAL EMOSIONAL	Kualitas Normal: ☐ Meningkatkan kesehatan ☐ Merasa energik dan segar kembali ☐ Meningkatkan emosi ☐ Memperbaiki kejelasan dan ketajaman pikiran ☐ Menormalkan proses berpikir	Abnormal qualities: ☐ Mental lambat, lamban, lalai ☐ Tidak mampu berpikir dengan cepat dan jelas ☐ Hiper, berpikir terlalu cepat ☐ Tidak mampu memusatkan / mempertahankan perhatian ☐ Sifat hipo: apatis, depresi, sedih ☐ Sifat hiper: cemas, obsesif, takut, marah, mudah marah, atau pemarah, dll.

Minggu 8 : Tinjauan Gejala Skoliosis

KUNCI

Mati Rasa	Kesemutan	Tegang	Sakit
OOOOO	●●●●	XXXXX	VVVVV

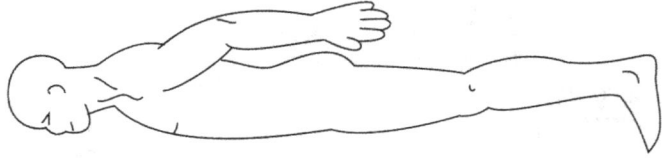

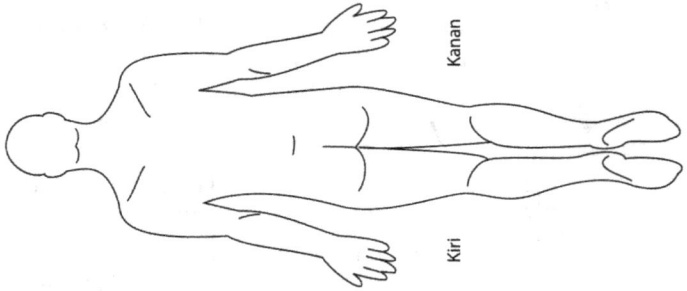

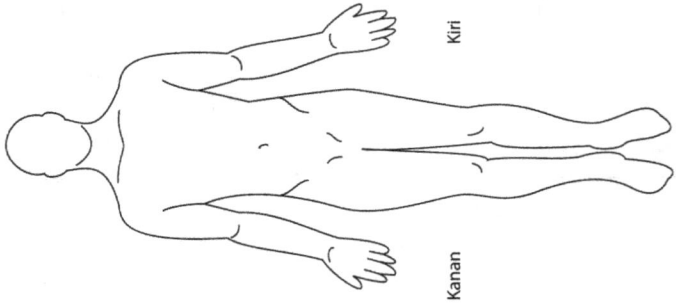

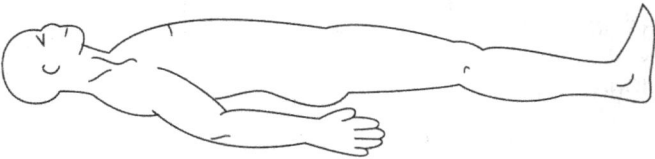

Minggu 8 : Pemetaan Simpul Otot

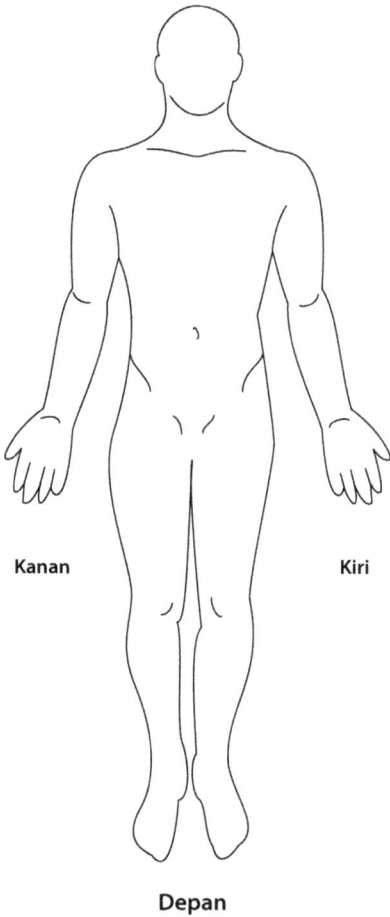

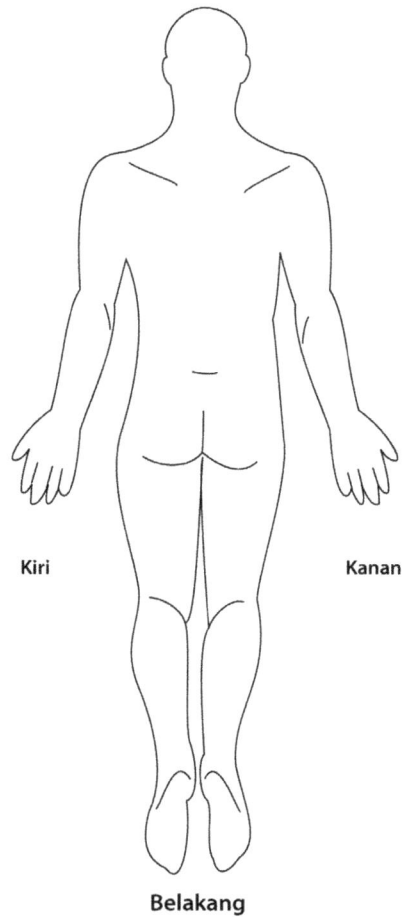

Kanan   Kiri   Kiri   Kanan

Depan   Belakang

JURNAL DIET DAN LATIHAN   MINGGU 8 / HARI 50

Tanggal : _____

Tujuan Diet dan Latihan : _____

_____

_____

_____

Makanan	Daftar Makanan yang Anda Makan	Catatan Tambahan
Sarapan		
Makan Siang		
Makan Malam		
Snack		

	Latihan	Durasi, Pengulangan dan Catatan Tambahan
Peregangan Keseimbangan Tubuh		
Latihan Stabilitas Dasar		
Latihan Pelurusan Tubuh		

«Jangan mulai hari Anda dengan masa lalu yang kurang menyenangkan. Jangan larut dalam masa lalu dan menyia-nyiakan masa depan Anda. Jangan habiskan waktu untuk melihat ke belakang karena Anda akan melewatkan apa yang sedang menunggu di depan» - Pengarang Tak Dikenal

KESEHATAN DI
TANGAN ANDA

Lembar Catatan Pola Makan		
☐ Sarapan ☐ Makan siang ☐ Makan malam		
Reaksi Setelah Makan	Baik	Buruk
NAFSU MAKAN KEKENYANGAN/ KEPUASAN MENGIDAM MAKANAN MANIS	Setelah Makan … ☐ Merasa kenyang, puas ☐ TIDAK mengidam makanan manis ☐ TIDAK ingin makan lagi ☐ TIDAK merasa cepat lapar ☐ TIDAK perlu makan camilan sebelum jam makan selanjutnya	Setelah Makan … ☐ Merasa kenyang secara fisik tetapi masih lapar ☐ Tidak merasa puas; merasa seperti sesuatu terlewatkan dari makan ☐ Ingin makan makanan manis ☐ Merasa cepat lapar setelah jam makan ☐ Perlu camilan di antara jam makan
TINGKAT ENERGI	Respon energi normal terhadap makanan: ☐ Energi pulih setelah makan ☐ Memiliki perasaaan energi bagus, awet, "normal" dan sehat	Respon energi buruk terhadap makanan: ☐ Terlalu banyak atau terlalu sedikit energi ☐ Menjadi hiper, gelisah, gemetar, khawatir, atau terburu-buru ☐ Merasa hiper, tetapi aus "di dalam" ☐ Energi turun, lemas, lelah, mengantuk, lesu
KESEHATAN MENTAL EMOSIONAL	Kualitas Normal: ☐ Meningkatkan kesehatan ☐ Merasa energik dan segar kembali ☐ Meningkatkan emosi ☐ Memperbaiki kejelasan dan ketajaman pikiran ☐ Menormalkan proses berpikir	Abnormal qualities: ☐ Mental lambat, lamban, lalai ☐ Tidak mampu berpikir dengan cepat dan jelas ☐ Hiper, berpikir terlalu cepat ☐ Tidak mampu memusatkan / mempertahankan perhatian ☐ Sifat hipo: apatis, depresi, sedih ☐ Sifat hiper: cemas, obsesif, takut, marah, mudah marah, atau pemarah, dll.

JURNAL DIET DAN LATIHAN

Tanggal : _____

Tujuan Diet dan Latihan : _____

_____

_____

_____

_____

Makanan	Daftar Makanan yang Anda Makan	Catatan Tambahan
Sarapan		
Makan Siang		
Makan Malam		
Snack		

	Latihan	Durasi, Pengulangan dan Catatan Tambahan
Peregangan Keseimbangan Tubuh		
Latihan Stabilitas Dasar		
Latihan Pelurusan Tubuh		

«Bersihkan pikiran Anda dari ketidakmampuan»
- Samuel Johnson

KESEHATAN DI TANGAN ANDA

Lembar Catatan Pola Makan		
☐ Sarapan ☐ Makan siang ☐ Makan malam		
Reaksi Setelah Makan	Baik	Buruk
NAFSU MAKAN KEKENYANGAN/ KEPUASAN MENGIDAM MAKANAN MANIS	Setelah Makan … ☐ Merasa kenyang, puas ☐ TIDAK mengidam makanan manis ☐ TIDAK ingin makan lagi ☐ TIDAK merasa cepat lapar ☐ TIDAK perlu makan camilan sebelum jam makan selanjutnya	Setelah Makan … ☐ Merasa kenyang secara fisik tetapi masih lapar ☐ Tidak merasa puas; merasa seperti sesuatu terlewatkan dari makan ☐ Ingin makan makanan manis ☐ Merasa cepat lapar setelah jam makan ☐ Perlu camilan di antara jam makan
TINGKAT ENERGI	Respon energi normal terhadap makanan: ☐ Energi pulih setelah makan ☐ Memiliki perasaaan energi bagus, awet, "normal" dan sehat	Respon energi buruk terhadap makanan: ☐ Terlalu banyak atau terlalu sedikit energi ☐ Menjadi hiper, gelisah, gemetar, khawatir, atau terburu-buru ☐ Merasa hiper, tetapi aus "di dalam" ☐ Energi turun, lemas, lelah, mengantuk, lesu
KESEHATAN MENTAL EMOSIONAL	Kualitas Normal: ☐ Meningkatkan kesehatan ☐ Merasa energik dan segar kembali ☐ Meningkatkan emosi ☐ Memperbaiki kejelasan dan ketajaman pikiran ☐ Menormalkan proses berpikir	Abnormal qualities: ☐ Mental lambat, lamban, lalai ☐ Tidak mampu berpikir dengan cepat dan jelas ☐ Hiper, berpikir terlalu cepat ☐ Tidak mampu memusatkan / mempertahankan perhatian ☐ Sifat hipo: apatis, depresi, sedih ☐ Sifat hiper: cemas, obsesif, takut, marah, mudah marah, atau pemarah, dll.

JURNAL DIET DAN LATIHAN

MINGGU 8 / HARI 52

Tanggal : _____

Tujuan Diet dan Latihan : _____

_____

_____

_____

Makanan	Daftar Makanan yang Anda Makan	Catatan Tambahan
Sarapan		
Makan Siang		
Makan Malam		
Snack		

Latihan	Durasi, Pengulangan dan Catatan Tambahan
Peregangan Keseimbangan Tubuh	
Latihan Stabilitas Dasar	
Latihan Pelurusan Tubuh	

«Satu-satunya olahraga yang buruk adalah olahraga yang tidak dilakukan»
- Pengarang Tak Dikenal

KESEHATAN DI
TANGAN ANDA

Lembar Catatan Pola Makan

☐ Sarapan ☐ Makan siang ☐ Makan malam

Reaksi Setelah Makan	Baik	Buruk
NAFSU MAKAN KEKENYANGAN/ KEPUASAN MENGIDAM MAKANAN MANIS	Setelah Makan ... ☐ Merasa kenyang, puas ☐ TIDAK mengidam makanan manis ☐ TIDAK ingin makan lagi ☐ TIDAK merasa cepat lapar ☐ TIDAK perlu makan camilan sebelum jam makan selanjutnya	Setelah Makan ... ☐ Merasa kenyang secara fisik tetapi masih lapar ☐ Tidak merasa puas; merasa seperti sesuatu terlewatkan dari makan ☐ Ingin makan makanan manis ☐ Merasa cepat lapar setelah jam makan ☐ Perlu camilan di antara jam makan
TINGKAT ENERGI	Respon energi normal terhadap makanan: ☐ Energi pulih setelah makan ☐ Memiliki perasaaan energi bagus, awet, "normal" dan sehat	Respon energi buruk terhadap makanan: ☐ Terlalu banyak atau terlalu sedikit energi ☐ Menjadi hiper, gelisah, gemetar, khawatir, atau terburu-buru ☐ Merasa hiper, tetapi aus "di dalam" ☐ Energi turun, lemas, lelah, mengantuk, lesu
KESEHATAN MENTAL EMOSIONAL	Kualitas Normal: ☐ Meningkatkan kesehatan ☐ Merasa energik dan segar kembali ☐ Meningkatkan emosi ☐ Memperbaiki kejelasan dan ketajaman pikiran ☐ Menormalkan proses berpikir	Abnormal qualities: ☐ Mental lambat, lamban, lalai ☐ Tidak mampu berpikir dengan cepat dan jelas ☐ Hiper, berpikir terlalu cepat ☐ Tidak mampu memusatkan / mempertahankan perhatian ☐ Sifat hipo: apatis, depresi, sedih ☐ Sifat hiper: cemas, obsesif, takut, marah, mudah marah, atau pemarah, dll.

JURNAL DIET DAN LATIHAN

MINGGU 8 / HARI 53

Tanggal : _____

Tujuan Diet dan Latihan : _____

_____

_____

_____

_____

Makanan	Daftar Makanan yang Anda Makan	Catatan Tambahan
Sarapan		
Makan Siang		
Makan Malam		
Snack		

	Latihan	Durasi, Pengulangan dan Catatan Tambahan
Peregangan Keseimbangan Tubuh		
Latihan Stabilitas Dasar		
Latihan Pelurusan Tubuh		

«Pertanyaannya bukan mampukah Anda, namun maukah Anda ?»
- Pengarang Tak Dikenal

162

KESEHATAN DI TANGAN ANDA

Lembar Catatan Pola Makan

☐ Sarapan ☐ Makan siang ☐ Makan malam

Reaksi Setelah Makan	Baik	Buruk
NAFSU MAKAN KEKENYANGAN/ KEPUASAN MENGIDAM MAKANAN MANIS	Setelah Makan … ☐ Merasa kenyang, puas ☐ TIDAK mengidam makanan manis ☐ TIDAK ingin makan lagi ☐ TIDAK merasa cepat lapar ☐ TIDAK perlu makan camilan sebelum jam makan selanjutnya	Setelah Makan … ☐ Merasa kenyang secara fisik tetapi masih lapar ☐ Tidak merasa puas; merasa seperti sesuatu terlewatkan dari makan ☐ Ingin makan makanan manis ☐ Merasa cepat lapar setelah jam makan ☐ Perlu camilan di antara jam makan
TINGKAT ENERGI	Respon energi normal terhadap makanan: ☐ Energi pulih setelah makan ☐ Memiliki perasaaan energi bagus, awet, "normal" dan sehat	Respon energi buruk terhadap makanan: ☐ Terlalu banyak atau terlalu sedikit energi ☐ Menjadi hiper, gelisah, gemetar, khawatir, atau terburu-buru ☐ Merasa hiper, tetapi aus "di dalam" ☐ Energi turun, lemas, lelah, mengantuk, lesu
KESEHATAN MENTAL EMOSIONAL	Kualitas Normal: ☐ Meningkatkan kesehatan ☐ Merasa energik dan segar kembali ☐ Meningkatkan emosi ☐ Memperbaiki kejelasan dan ketajaman pikiran ☐ Menormalkan proses berpikir	Abnormal qualities: ☐ Mental lambat, lamban, lalai ☐ Tidak mampu berpikir dengan cepat dan jelas ☐ Hiper, berpikir terlalu cepat ☐ Tidak mampu memusatkan / mempertahankan perhatian ☐ Sifat hipo: apatis, depresi, sedih ☐ Sifat hiper: cemas, obsesif, takut, marah, mudah marah, atau pemarah, dll.

JURNAL DIET DAN LATIHAN   MINGGU 8 / HARI 54

Tanggal : _____

Tujuan Diet dan Latihan : _____

_____

_____

_____

Makanan	Daftar Makanan yang Anda Makan	Catatan Tambahan
Sarapan		
Makan Siang		
Makan Malam		
Snack		

	Latihan	Durasi, Pengulangan dan Catatan Tambahan
Peregangan Keseimbangan Tubuh		
Latihan Stabilitas Dasar		
Latihan Pelurusan Tubuh		

"Jika Anda berbicara pada teman Anda seperti saat Anda berbicara pada tubuh Anda, maka Anda tak akan punya teman seorangpun" - Pengarang Tak Dikenal

KESEHATAN DI TANGAN ANDA

Lembar Catatan Pola Makan

☐ Sarapan   ☐ Makan siang   ☐ Makan malam

Reaksi Setelah Makan	Baik	Buruk
NAFSU MAKAN KEKENYANGAN/ KEPUASAN MENGIDAM MAKANAN MANIS	Setelah Makan … ☐ Merasa kenyang, puas ☐ TIDAK mengidam makanan manis ☐ TIDAK ingin makan lagi ☐ TIDAK merasa cepat lapar ☐ TIDAK perlu makan camilan sebelum jam makan selanjutnya	Setelah Makan … ☐ Merasa kenyang secara fisik tetapi masih lapar ☐ Tidak merasa puas; merasa seperti sesuatu terlewatkan dari makan ☐ Ingin makan makanan manis ☐ Merasa cepat lapar setelah jam makan ☐ Perlu camilan di antara jam makan
TINGKAT ENERGI	Respon energi normal terhadap makanan: ☐ Energi pulih setelah makan ☐ Memiliki perasaaan energi bagus, awet, "normal" dan sehat	Respon energi buruk terhadap makanan: ☐ Terlalu banyak atau terlalu sedikit energi ☐ Menjadi hiper, gelisah, gemetar, khawatir, atau terburu-buru ☐ Merasa hiper, tetapi aus "di dalam" ☐ Energi turun, lemas, lelah, mengantuk, lesu
KESEHATAN MENTAL EMOSIONAL	Kualitas Normal: ☐ Meningkatkan kesehatan ☐ Merasa energik dan segar kembali ☐ Meningkatkan emosi ☐ Memperbaiki kejelasan dan ketajaman pikiran ☐ Menormalkan proses berpikir	Abnormal qualities: ☐ Mental lambat, lamban, lalai ☐ Tidak mampu berpikir dengan cepat dan jelas ☐ Hiper, berpikir terlalu cepat ☐ Tidak mampu memusatkan / mempertahankan perhatian ☐ Sifat hipo: apatis, depresi, sedih ☐ Sifat hiper: cemas, obsesif, takut, marah, mudah marah, atau pemarah, dll.

JURNAL DIET DAN LATIHAN

MINGGU 8 / HARI 55

Tanggal : _____

Tujuan Diet dan Latihan : _____

_____

_____

_____

Makanan	Daftar Makanan yang Anda Makan	Catatan Tambahan
Sarapan		
Makan Siang		
Makan Malam		
Snack		

	Latihan	Durasi, Pengulangan dan Catatan Tambahan
Peregangan Keseimbangan Tubuh		
Latihan Stabilitas Dasar		
Latihan Pelurusan Tubuh		

«Diet seperti pakaian, harus dibuat sesuai ukuran Anda»
- Joan Rivers

KESEHATAN DI TANGAN ANDA

Lembar Catatan Pola Makan

☐ Sarapan   ☐ Makan siang   ☐ Makan malam

Reaksi Setelah Makan	Baik	Buruk
NAFSU MAKAN KEKENYANGAN/ KEPUASAN MENGIDAM MAKANAN MANIS	Setelah Makan … ☐ Merasa kenyang, puas ☐ TIDAK mengidam makanan manis ☐ TIDAK ingin makan lagi ☐ TIDAK merasa cepat lapar ☐ TIDAK perlu makan camilan sebelum jam makan selanjutnya	Setelah Makan … ☐ Merasa kenyang secara fisik tetapi masih lapar ☐ Tidak merasa puas; merasa seperti sesuatu terlewatkan dari makan ☐ Ingin makan makanan manis ☐ Merasa cepat lapar setelah jam makan ☐ Perlu camilan di antara jam makan
TINGKAT ENERGI	Respon energi normal terhadap makanan: ☐ Energi pulih setelah makan ☐ Memiliki perasaaan energi bagus, awet, "normal" dan sehat	Respon energi buruk terhadap makanan: ☐ Terlalu banyak atau terlalu sedikit energi ☐ Menjadi hiper, gelisah, gemetar, khawatir, atau terburu-buru ☐ Merasa hiper, tetapi aus "di dalam" ☐ Energi turun, lemas, lelah, mengantuk, lesu
KESEHATAN MENTAL EMOSIONAL	Kualitas Normal: ☐ Meningkatkan kesehatan ☐ Merasa energik dan segar kembali ☐ Meningkatkan emosi ☐ Memperbaiki kejelasan dan ketajaman pikiran ☐ Menormalkan proses berpikir	Abnormal qualities: ☐ Mental lambat, lamban, lalai ☐ Tidak mampu berpikir dengan cepat dan jelas ☐ Hiper, berpikir terlalu cepat ☐ Tidak mampu memusatkan / mempertahankan perhatian ☐ Sifat hipo: apatis, depresi, sedih ☐ Sifat hiper: cemas, obsesif, takut, marah, mudah marah, atau pemarah, dll.

JURNAL DIET DAN LATIHAN   MINGGU 8 / HARI 56

Tanggal : _____

Tujuan Diet dan Latihan : _____

_____

_____

_____

_____

Makanan	Daftar Makanan yang Anda Makan	Catatan Tambahan
Sarapan		
Makan Siang		
Makan Malam		
Snack		

	Latihan	Durasi, Pengulangan dan Catatan Tambahan
Peregangan Keseimbangan Tubuh		
Latihan Stabilitas Dasar		
Latihan Pelurusan Tubuh		

«Keinginan untuk sembuh telah menjadi sebagian dari kesehatan»
- Lucius Annaeus Seneca

KESEHATAN DI
TANGAN ANDA

Lembar Catatan Pola Makan

☐ Sarapan ☐ Makan siang ☐ Makan malam

Reaksi Setelah Makan	Baik	Buruk
NAFSU MAKAN KEKENYANGAN/ KEPUASAN MENGIDAM MAKANAN MANIS	Setelah Makan … ☐ Merasa kenyang, puas ☐ TIDAK mengidam makanan manis ☐ TIDAK ingin makan lagi ☐ TIDAK merasa cepat lapar ☐ TIDAK perlu makan camilan sebelum jam makan selanjutnya	Setelah Makan … ☐ Merasa kenyang secara fisik tetapi masih lapar ☐ Tidak merasa puas; merasa seperti sesuatu terlewatkan dari makan ☐ Ingin makan makanan manis ☐ Merasa cepat lapar setelah jam makan ☐ Perlu camilan di antara jam makan
TINGKAT ENERGI	Respon energi normal terhadap makanan: ☐ Energi pulih setelah makan ☐ Memiliki perasaaan energi bagus, awet, "normal" dan sehat	Respon energi buruk terhadap makanan: ☐ Terlalu banyak atau terlalu sedikit energi ☐ Menjadi hiper, gelisah, gemetar, khawatir, atau terburu-buru ☐ Merasa hiper, tetapi aus "di dalam" ☐ Energi turun, lemas, lelah, mengantuk, lesu
KESEHATAN MENTAL EMOSIONAL	Kualitas Normal: ☐ Meningkatkan kesehatan ☐ Merasa energik dan segar kembali ☐ Meningkatkan emosi ☐ Memperbaiki kejelasan dan ketajaman pikiran ☐ Menormalkan proses berpikir	Abnormal qualities: ☐ Mental lambat, lamban, lalai ☐ Tidak mampu berpikir dengan cepat dan jelas ☐ Hiper, berpikir terlalu cepat ☐ Tidak mampu memusatkan / mempertahankan perhatian ☐ Sifat hipo: apatis, depresi, sedih ☐ Sifat hiper: cemas, obsesif, takut, marah, mudah marah, atau pemarah, dll.

JURNAL DIET DAN LATIHAN

MINGGU 9 / HARI 57

Tanggal : _____

Tujuan Diet dan Latihan : _____

_____

_____

_____

_____

Makanan	Daftar Makanan yang Anda Makan	Catatan Tambahan
Sarapan		
Makan Siang		
Makan Malam		
Snack		

	Latihan	Durasi, Pengulangan dan Catatan Tambahan
Peregangan Keseimbangan Tubuh		
Latihan Stabilitas Dasar		
Latihan Pelurusan Tubuh		

"Tidak ada sesuatupun dalam hidup yang harus ditakutkan, semua hanya perlu dipahami. Kini saatnya untuk lebih dapat memahami, agar dapat mengurangi rasa takut" - Marie Curie

KESEHATAN DI TANGAN ANDA

Lembar Catatan Pola Makan		
☐ Sarapan ☐ Makan siang ☐ Makan malam		
Reaksi Setelah Makan	**Baik**	**Buruk**
NAFSU MAKAN KEKENYANGAN/ KEPUASAN MENGIDAM MAKANAN MANIS	Setelah Makan … ☐ Merasa kenyang, puas ☐ TIDAK mengidam makanan manis ☐ TIDAK ingin makan lagi ☐ TIDAK merasa cepat lapar ☐ TIDAK perlu makan camilan sebelum jam makan selanjutnya	Setelah Makan … ☐ Merasa kenyang secara fisik tetapi masih lapar ☐ Tidak merasa puas; merasa seperti sesuatu terlewatkan dari makan ☐ Ingin makan makanan manis ☐ Merasa cepat lapar setelah jam makan ☐ Perlu camilan di antara jam makan
TINGKAT ENERGI	Respon energi normal terhadap makanan: ☐ Energi pulih setelah makan ☐ Memiliki perasaaan energi bagus, awet, "normal" dan sehat	Respon energi buruk terhadap makanan: ☐ Terlalu banyak atau terlalu sedikit energi ☐ Menjadi hiper, gelisah, gemetar, khawatir, atau terburu-buru ☐ Merasa hiper, tetapi aus "di dalam" ☐ Energi turun, lemas, lelah, mengantuk, lesu
KESEHATAN MENTAL EMOSIONAL	Kualitas Normal: ☐ Meningkatkan kesehatan ☐ Merasa energik dan segar kembali ☐ Meningkatkan emosi ☐ Memperbaiki kejelasan dan ketajaman pikiran ☐ Menormalkan proses berpikir	Abnormal qualities: ☐ Mental lambat, lamban, lalai ☐ Tidak mampu berpikir dengan cepat dan jelas ☐ Hiper, berpikir terlalu cepat ☐ Tidak mampu memusatkan / mempertahankan perhatian ☐ Sifat hipo: apatis, depresi, sedih ☐ Sifat hiper: cemas, obsesif, takut, marah, mudah marah, atau pemarah, dll.

JURNAL DIET DAN LATIHAN　　　　　MINGGU 9 / HARI 58

Tanggal : _____

Tujuan Diet dan Latihan : _____

_____

_____

_____

_____

Makanan	Daftar Makanan yang Anda Makan	Catatan Tambahan
Sarapan		
Makan Siang		
Makan Malam		
Snack		

	Latihan	Durasi, Pengulangan dan Catatan Tambahan
Peregangan Keseimbangan Tubuh		
Latihan Stabilitas Dasar		
Latihan Pelurusan Tubuh		

«Sikap adalah sebuah hal kecil yang membuat perbedaan besar.»
- Winston Churchill

KESEHATAN DI
TANGAN ANDA

Lembar Catatan Pola Makan		
☐ Sarapan ☐ Makan siang ☐ Makan malam		
Reaksi Setelah Makan	Baik	Buruk
NAFSU MAKAN KEKENYANGAN/ KEPUASAN MENGIDAM MAKANAN MANIS	Setelah Makan … ☐ Merasa kenyang, puas ☐ TIDAK mengidam makanan manis ☐ TIDAK ingin makan lagi ☐ TIDAK merasa cepat lapar ☐ TIDAK perlu makan camilan sebelum jam makan selanjutnya	Setelah Makan … ☐ Merasa kenyang secara fisik tetapi masih lapar ☐ Tidak merasa puas; merasa seperti sesuatu terlewatkan dari makan ☐ Ingin makan makanan manis ☐ Merasa cepat lapar setelah jam makan ☐ Perlu camilan di antara jam makan
TINGKAT ENERGI	Respon energi normal terhadap makanan: ☐ Energi pulih setelah makan ☐ Memiliki perasaaan energi bagus, awet, "normal" dan sehat	Respon energi buruk terhadap makanan: ☐ Terlalu banyak atau terlalu sedikit energi ☐ Menjadi hiper, gelisah, gemetar, khawatir, atau terburu-buru ☐ Merasa hiper, tetapi aus "di dalam" ☐ Energi turun, lemas, lelah, mengantuk, lesu
KESEHATAN MENTAL EMOSIONAL	Kualitas Normal: ☐ Meningkatkan kesehatan ☐ Merasa energik dan segar kembali ☐ Meningkatkan emosi ☐ Memperbaiki kejelasan dan ketajaman pikiran ☐ Menormalkan proses berpikir	Abnormal qualities: ☐ Mental lambat, lamban, lalai ☐ Tidak mampu berpikir dengan cepat dan jelas ☐ Hiper, berpikir terlalu cepat ☐ Tidak mampu memusatkan / mempertahankan perhatian ☐ Sifat hipo: apatis, depresi, sedih ☐ Sifat hiper: cemas, obsesif, takut, marah, mudah marah, atau pemarah, dll.

JURNAL DIET DAN LATIHAN

MINGGU 9 / HARI 59

Tanggal : _____

Tujuan Diet dan Latihan : _____

_____

_____

_____

_____

Makanan	Daftar Makanan yang Anda Makan	Catatan Tambahan
Sarapan		
Makan Siang		
Makan Malam		
Snack		

	Latihan	Durasi, Pengulangan dan Catatan Tambahan
Peregangan Keseimbangan Tubuh		
Latihan Stabilitas Dasar		
Latihan Pelurusan Tubuh		

«Masa depan adalah milik mereka yang melihat peluang sebelum hal itu menjadi nyata.»
- John Scully

Lembar Catatan Pola Makan		
☐ Sarapan ☐ Makan siang ☐ Makan malam		
Reaksi Setelah Makan	Baik	Buruk
NAFSU MAKAN KEKENYANGAN/ KEPUASAN MENGIDAM MAKANAN MANIS	Setelah Makan … ☐ Merasa kenyang, puas ☐ TIDAK mengidam makanan manis ☐ TIDAK ingin makan lagi ☐ TIDAK merasa cepat lapar ☐ TIDAK perlu makan camilan sebelum jam makan selanjutnya	Setelah Makan … ☐ Merasa kenyang secara fisik tetapi masih lapar ☐ Tidak merasa puas; merasa seperti sesuatu terlewatkan dari makan ☐ Ingin makan makanan manis ☐ Merasa cepat lapar setelah jam makan ☐ Perlu camilan di antara jam makan
TINGKAT ENERGI	Respon energi normal terhadap makanan: ☐ Energi pulih setelah makan ☐ Memiliki perasaaan energi bagus, awet, "normal" dan sehat	Respon energi buruk terhadap makanan: ☐ Terlalu banyak atau terlalu sedikit energi ☐ Menjadi hiper, gelisah, gemetar, khawatir, atau terburu-buru ☐ Merasa hiper, tetapi aus "di dalam" ☐ Energi turun, lemas, lelah, mengantuk, lesu
KESEHATAN MENTAL EMOSIONAL	Kualitas Normal: ☐ Meningkatkan kesehatan ☐ Merasa energik dan segar kembali ☐ Meningkatkan emosi ☐ Memperbaiki kejelasan dan ketajaman pikiran ☐ Menormalkan proses berpikir	Abnormal qualities: ☐ Mental lambat, lamban, lalai ☐ Tidak mampu berpikir dengan cepat dan jelas ☐ Hiper, berpikir terlalu cepat ☐ Tidak mampu memusatkan / mempertahankan perhatian ☐ Sifat hipo: apatis, depresi, sedih ☐ Sifat hiper: cemas, obsesif, takut, marah, mudah marah, atau pemarah, dll.

JURNAL DIET DAN LATIHAN

MINGGU 9 / HARI 60

Tanggal : _____

Tujuan Diet dan Latihan : _____

_____

_____

_____

Makanan	Daftar Makanan yang Anda Makan	Catatan Tambahan
Sarapan		
Makan Siang		
Makan Malam		
Snack		

	Latihan	Durasi, Pengulangan dan Catatan Tambahan
Peregangan Keseimbangan Tubuh		
Latihan Stabilitas Dasar		
Latihan Pelurusan Tubuh		

«Menguasai pihak lain adalah kekuatan. Menguasai diri Anda sendiri adalah kekuatan mutlak.»
- Lao Tzu

Lembar Catatan Pola Makan

☐ Sarapan ☐ Makan siang ☐ Makan malam

Reaksi Setelah Makan	Baik	Buruk
NAFSU MAKAN KEKENYANGAN/ KEPUASAN MENGIDAM MAKANAN MANIS	Setelah Makan ... ☐ Merasa kenyang, puas ☐ TIDAK mengidam makanan manis ☐ TIDAK ingin makan lagi ☐ TIDAK merasa cepat lapar ☐ TIDAK perlu makan camilan sebelum jam makan selanjutnya	Setelah Makan ... ☐ Merasa kenyang secara fisik tetapi masih lapar ☐ Tidak merasa puas; merasa seperti sesuatu terlewatkan dari makan ☐ Ingin makan makanan manis ☐ Merasa cepat lapar setelah jam makan ☐ Perlu camilan di antara jam makan
TINGKAT ENERGI	Respon energi normal terhadap makanan: ☐ Energi pulih setelah makan ☐ Memiliki perasaaan energi bagus, awet, "normal" dan sehat	Respon energi buruk terhadap makanan: ☐ Terlalu banyak atau terlalu sedikit energi ☐ Menjadi hiper, gelisah, gemetar, khawatir, atau terburu-buru ☐ Merasa hiper, tetapi aus "di dalam" ☐ Energi turun, lemas, lelah, mengantuk, lesu
KESEHATAN MENTAL EMOSIONAL	Kualitas Normal: ☐ Meningkatkan kesehatan ☐ Merasa energik dan segar kembali ☐ Meningkatkan emosi ☐ Memperbaiki kejelasan dan ketajaman pikiran ☐ Menormalkan proses berpikir	Abnormal qualities: ☐ Mental lambat, lamban, lalai ☐ Tidak mampu berpikir dengan cepat dan jelas ☐ Hiper, berpikir terlalu cepat ☐ Tidak mampu memusatkan / mempertahankan perhatian ☐ Sifat hipo: apatis, depresi, sedih ☐ Sifat hiper: cemas, obsesif, takut, marah, mudah marah, atau pemarah, dll.

JURNAL DIET DAN LATIHAN

MINGGU 9 / HARI 61

Tanggal : _____

Tujuan Diet dan Latihan : _____

_____

_____

_____

_____

Makanan	Daftar Makanan yang Anda Makan	Catatan Tambahan
Sarapan		
Makan Siang		
Makan Malam		
Snack		

	Latihan	Durasi, Pengulangan dan Catatan Tambahan
Peregangan Keseimbangan Tubuh		
Latihan Stabilitas Dasar		
Latihan Pelurusan Tubuh		

«Kita semua berada disini untuk alasan khusus. Berhentilah menjadi tahanan masa lalu.
Jadilah arsitek untuk masa depan Anda.» - Robin Sharma

KESEHATAN DI TANGAN ANDA

Lembar Catatan Pola Makan

☐ Sarapan ☐ Makan siang ☐ Makan malam

Reaksi Setelah Makan	Baik	Buruk
NAFSU MAKAN KEKENYANGAN/ KEPUASAN MENGIDAM MAKANAN MANIS	Setelah Makan … ☐ Merasa kenyang, puas ☐ TIDAK mengidam makanan manis ☐ TIDAK ingin makan lagi ☐ TIDAK merasa cepat lapar ☐ TIDAK perlu makan camilan sebelum jam makan selanjutnya	Setelah Makan … ☐ Merasa kenyang secara fisik tetapi masih lapar ☐ Tidak merasa puas; merasa seperti sesuatu terlewatkan dari makan ☐ Ingin makan makanan manis ☐ Merasa cepat lapar setelah jam makan ☐ Perlu camilan di antara jam makan
TINGKAT ENERGI	Respon energi normal terhadap makanan: ☐ Energi pulih setelah makan ☐ Memiliki perasaaan energi bagus, awet, "normal" dan sehat	Respon energi buruk terhadap makanan: ☐ Terlalu banyak atau terlalu sedikit energi ☐ Menjadi hiper, gelisah, gemetar, khawatir, atau terburu-buru ☐ Merasa hiper, tetapi aus "di dalam" ☐ Energi turun, lemas, lelah, mengantuk, lesu
KESEHATAN MENTAL EMOSIONAL	Kualitas Normal: ☐ Meningkatkan kesehatan ☐ Merasa energik dan segar kembali ☐ Meningkatkan emosi ☐ Memperbaiki kejelasan dan ketajaman pikiran ☐ Menormalkan proses berpikir	Abnormal qualities: ☐ Mental lambat, lamban, lalai ☐ Tidak mampu berpikir dengan cepat dan jelas ☐ Hiper, berpikir terlalu cepat ☐ Tidak mampu memusatkan / mempertahankan perhatian ☐ Sifat hipo: apatis, depresi, sedih ☐ Sifat hiper: cemas, obsesif, takut, marah, mudah marah, atau pemarah, dll.

JURNAL DIET DAN LATIHAN

MINGGU 9 / HARI 62

Tanggal : _____

Tujuan Diet dan Latihan : _____

_____

_____

_____

_____

Makanan	Daftar Makanan yang Anda Makan	Catatan Tambahan
Sarapan		
Makan Siang		
Makan Malam		
Snack		

	Latihan	Durasi, Pengulangan dan Catatan Tambahan
Peregangan Keseimbangan Tubuh		
Latihan Stabilitas Dasar		
Latihan Pelurusan Tubuh		

«Tidak ada sesuatu yang dapat membantu seseorang dalam mengatasi atau menanggung masalah selain kesadaran untuk mempunyai tugas dalam kehidupan.» - Victor Frankl

KESEHATAN DI TANGAN ANDA

Lembar Catatan Pola Makan

☐ Sarapan   ☐ Makan siang   ☐ Makan malam

Reaksi Setelah Makan	Baik	Buruk
NAFSU MAKAN KEKENYANGAN/ KEPUASAN MENGIDAM MAKANAN MANIS	Setelah Makan … ☐ Merasa kenyang, puas ☐ TIDAK mengidam makanan manis ☐ TIDAK ingin makan lagi ☐ TIDAK merasa cepat lapar ☐ TIDAK perlu makan camilan sebelum jam makan selanjutnya	Setelah Makan … ☐ Merasa kenyang secara fisik tetapi masih lapar ☐ Tidak merasa puas; merasa seperti sesuatu terlewatkan dari makan ☐ Ingin makan makanan manis ☐ Merasa cepat lapar setelah jam makan ☐ Perlu camilan di antara jam makan
TINGKAT ENERGI	Respon energi normal terhadap makanan: ☐ Energi pulih setelah makan ☐ Memiliki perasaaan energi bagus, awet, "normal" dan sehat	Respon energi buruk terhadap makanan: ☐ Terlalu banyak atau terlalu sedikit energi ☐ Menjadi hiper, gelisah, gemetar, khawatir, atau terburu-buru ☐ Merasa hiper, tetapi aus "di dalam" ☐ Energi turun, lemas, lelah, mengantuk, lesu
KESEHATAN MENTAL EMOSIONAL	Kualitas Normal: ☐ Meningkatkan kesehatan ☐ Merasa energik dan segar kembali ☐ Meningkatkan emosi ☐ Memperbaiki kejelasan dan ketajaman pikiran ☐ Menormalkan proses berpikir	Abnormal qualities: ☐ Mental lambat, lamban, lalai ☐ Tidak mampu berpikir dengan cepat dan jelas ☐ Hiper, berpikir terlalu cepat ☐ Tidak mampu memusatkan / mempertahankan perhatian ☐ Sifat hipo: apatis, depresi, sedih ☐ Sifat hiper: cemas, obsesif, takut, marah, mudah marah, atau pemarah, dll.

JURNAL DIET DAN LATIHAN

MINGGU 9 / HARI 63

Tanggal : _____

Tujuan Diet dan Latihan : _____

_____

_____

_____

_____

Makanan	Daftar Makanan yang Anda Makan	Catatan Tambahan
Sarapan		
Makan Siang		
Makan Malam		
Snack		

	Latihan	Durasi, Pengulangan dan Catatan Tambahan
Peregangan Keseimbangan Tubuh		
Latihan Stabilitas Dasar		
Latihan Pelurusan Tubuh		

«Keberanian adalah daya tahan terhadap rasa takut, atau menguasai rasa takut –
bukan meniadakan rasa takut.» - Mark Twain

Lembar Catatan Pola Makan

☐ Sarapan   ☐ Makan siang   ☐ Makan malam

Reaksi Setelah Makan	Baik	Buruk
NAFSU MAKAN KEKENYANGAN/ KEPUASAN MENGIDAM MAKANAN MANIS	Setelah Makan … ☐ Merasa kenyang, puas ☐ TIDAK mengidam makanan manis ☐ TIDAK ingin makan lagi ☐ TIDAK merasa cepat lapar ☐ TIDAK perlu makan camilan sebelum jam makan selanjutnya	Setelah Makan … ☐ Merasa kenyang secara fisik tetapi masih lapar ☐ Tidak merasa puas; merasa seperti sesuatu terlewatkan dari makan ☐ Ingin makan makanan manis ☐ Merasa cepat lapar setelah jam makan ☐ Perlu camilan di antara jam makan
TINGKAT ENERGI	Respon energi normal terhadap makanan: ☐ Energi pulih setelah makan ☐ Memiliki perasaaan energi bagus, awet, "normal" dan sehat	Respon energi buruk terhadap makanan: ☐ Terlalu banyak atau terlalu sedikit energi ☐ Menjadi hiper, gelisah, gemetar, khawatir, atau terburu-buru ☐ Merasa hiper, tetapi aus "di dalam" ☐ Energi turun, lemas, lelah, mengantuk, lesu
KESEHATAN MENTAL EMOSIONAL	Kualitas Normal: ☐ Meningkatkan kesehatan ☐ Merasa energik dan segar kembali ☐ Meningkatkan emosi ☐ Memperbaiki kejelasan dan ketajaman pikiran ☐ Menormalkan proses berpikir	Abnormal qualities: ☐ Mental lambat, lamban, lalai ☐ Tidak mampu berpikir dengan cepat dan jelas ☐ Hiper, berpikir terlalu cepat ☐ Tidak mampu memusatkan / mempertahankan perhatian ☐ Sifat hipo: apatis, depresi, sedih ☐ Sifat hiper: cemas, obsesif, takut, marah, mudah marah, atau pemarah, dll.

JURNAL DIET DAN LATIHAN   MINGGU 10 / HARI 64

Tanggal : _____

Tujuan Diet dan Latihan : _____

_____

_____

_____

_____

Makanan	Daftar Makanan yang Anda Makan	Catatan Tambahan
Sarapan		
Makan Siang		
Makan Malam		
Snack		

Latihan	Durasi, Pengulangan dan Catatan Tambahan
Peregangan Keseimbangan Tubuh	
Latihan Stabilitas Dasar	
Latihan Pelurusan Tubuh	

«Aku tidak tahu apa yang ada di dalam kotak, tapi aku menyukainya. Kado yang belum dibuka mengandung harapan.» - Jarod Kintz

Lembar Catatan Pola Makan

☐ Sarapan   ☐ Makan siang   ☐ Makan malam

Reaksi Setelah Makan	Baik	Buruk
NAFSU MAKAN KEKENYANGAN/ KEPUASAN MENGIDAM MAKANAN MANIS	Setelah Makan … ☐ Merasa kenyang, puas ☐ TIDAK mengidam makanan manis ☐ TIDAK ingin makan lagi ☐ TIDAK merasa cepat lapar ☐ TIDAK perlu makan camilan sebelum jam makan selanjutnya	Setelah Makan … ☐ Merasa kenyang secara fisik tetapi masih lapar ☐ Tidak merasa puas; merasa seperti sesuatu terlewatkan dari makan ☐ Ingin makan makanan manis ☐ Merasa cepat lapar setelah jam makan ☐ Perlu camilan di antara jam makan
TINGKAT ENERGI	Respon energi normal terhadap makanan: ☐ Energi pulih setelah makan ☐ Memiliki perasaaan energi bagus, awet, "normal" dan sehat	Respon energi buruk terhadap makanan: ☐ Terlalu banyak atau terlalu sedikit energi ☐ Menjadi hiper, gelisah, gemetar, khawatir, atau terburu-buru ☐ Merasa hiper, tetapi aus "di dalam" ☐ Energi turun, lemas, lelah, mengantuk, lesu
KESEHATAN MENTAL EMOSIONAL	Kualitas Normal: ☐ Meningkatkan kesehatan ☐ Merasa energik dan segar kembali ☐ Meningkatkan emosi ☐ Memperbaiki kejelasan dan ketajaman pikiran ☐ Menormalkan proses berpikir	Abnormal qualities: ☐ Mental lambat, lamban, lalai ☐ Tidak mampu berpikir dengan cepat dan jelas ☐ Hiper, berpikir terlalu cepat ☐ Tidak mampu memusatkan / mempertahankan perhatian ☐ Sifat hipo: apatis, depresi, sedih ☐ Sifat hiper: cemas, obsesif, takut, marah, mudah marah, atau pemarah, dll.

JURNAL DIET DAN LATIHAN　　　　　MINGGU 10 / HARI 65

Tanggal : _____

Tujuan Diet dan Latihan : _____

_____

_____

_____

Makanan	Daftar Makanan yang Anda Makan	Catatan Tambahan
Sarapan		
Makan Siang		
Makan Malam		
Snack		

	Latihan	Durasi, Pengulangan dan Catatan Tambahan
Peregangan Keseimbangan Tubuh		
Latihan Stabilitas Dasar		
Latihan Pelurusan Tubuh		

«Perubahan apapun, bahkan perubahan untuk kebaikan,
selalu diiringi halangan dan ketidaknyamanan.» - Arnold Bennett

KESEHATAN DI TANGAN ANDA

Lembar Catatan Pola Makan

☐ Sarapan ☐ Makan siang ☐ Makan malam

Reaksi Setelah Makan	Baik	Buruk
NAFSU MAKAN KEKENYANGAN/ KEPUASAN MENGIDAM MAKANAN MANIS	Setelah Makan … ☐ Merasa kenyang, puas ☐ TIDAK mengidam makanan manis ☐ TIDAK ingin makan lagi ☐ TIDAK merasa cepat lapar ☐ TIDAK perlu makan camilan sebelum jam makan selanjutnya	Setelah Makan … ☐ Merasa kenyang secara fisik tetapi masih lapar ☐ Tidak merasa puas; merasa seperti sesuatu terlewatkan dari makan ☐ Ingin makan makanan manis ☐ Merasa cepat lapar setelah jam makan ☐ Perlu camilan di antara jam makan
TINGKAT ENERGI	Respon energi normal terhadap makanan: ☐ Energi pulih setelah makan ☐ Memiliki perasaaan energi bagus, awet, "normal" dan sehat	Respon energi buruk terhadap makanan: ☐ Terlalu banyak atau terlalu sedikit energi ☐ Menjadi hiper, gelisah, gemetar, khawatir, atau terburu-buru ☐ Merasa hiper, tetapi aus "di dalam" ☐ Energi turun, lemas, lelah, mengantuk, lesu
KESEHATAN MENTAL EMOSIONAL	Kualitas Normal: ☐ Meningkatkan kesehatan ☐ Merasa energik dan segar kembali ☐ Meningkatkan emosi ☐ Memperbaiki kejelasan dan ketajaman pikiran ☐ Menormalkan proses berpikir	Abnormal qualities: ☐ Mental lambat, lamban, lalai ☐ Tidak mampu berpikir dengan cepat dan jelas ☐ Hiper, berpikir terlalu cepat ☐ Tidak mampu memusatkan / mempertahankan perhatian ☐ Sifat hipo: apatis, depresi, sedih ☐ Sifat hiper: cemas, obsesif, takut, marah, mudah marah, atau pemarah, dll.

JURNAL DIET DAN LATIHAN   MINGGU 10 / HARI 66

Tanggal : _____

Tujuan Diet dan Latihan : _____

_____

_____

_____

_____

Makanan	Daftar Makanan yang Anda Makan	Catatan Tambahan
Sarapan		
Makan Siang		
Makan Malam		
Snack		

	Latihan	Durasi, Pengulangan dan Catatan Tambahan
Peregangan Keseimbangan Tubuh		
Latihan Stabilitas Dasar		
Latihan Pelurusan Tubuh		

«Aku membenci saat-saat latihan, namun aku berkata, 'Jangan berhenti.
Menderitalah sekarang dan habiskan hidupmu sebagai seorang juara.» - Muhammad Ali

Lembar Catatan Pola Makan

☐ Sarapan   ☐ Makan siang   ☐ Makan malam

Reaksi Setelah Makan	Baik	Buruk
NAFSU MAKAN KEKENYANGAN/ KEPUASAN MENGIDAM MAKANAN MANIS	Setelah Makan … ☐ Merasa kenyang, puas ☐ TIDAK mengidam makanan manis ☐ TIDAK ingin makan lagi ☐ TIDAK merasa cepat lapar ☐ TIDAK perlu makan camilan sebelum jam makan selanjutnya	Setelah Makan … ☐ Merasa kenyang secara fisik tetapi masih lapar ☐ Tidak merasa puas; merasa seperti sesuatu terlewatkan dari makan ☐ Ingin makan makanan manis ☐ Merasa cepat lapar setelah jam makan ☐ Perlu camilan di antara jam makan
TINGKAT ENERGI	Respon energi normal terhadap makanan: ☐ Energi pulih setelah makan ☐ Memiliki perasaaan energi bagus, awet, "normal" dan sehat	Respon energi buruk terhadap makanan: ☐ Terlalu banyak atau terlalu sedikit energi ☐ Menjadi hiper, gelisah, gemetar, khawatir, atau terburu-buru ☐ Merasa hiper, tetapi aus "di dalam" ☐ Energi turun, lemas, lelah, mengantuk, lesu
KESEHATAN MENTAL EMOSIONAL	Kualitas Normal: ☐ Meningkatkan kesehatan ☐ Merasa energik dan segar kembali ☐ Meningkatkan emosi ☐ Memperbaiki kejelasan dan ketajaman pikiran ☐ Menormalkan proses berpikir	Abnormal qualities: ☐ Mental lambat, lamban, lalai ☐ Tidak mampu berpikir dengan cepat dan jelas ☐ Hiper, berpikir terlalu cepat ☐ Tidak mampu memusatkan / mempertahankan perhatian ☐ Sifat hipo: apatis, depresi, sedih ☐ Sifat hiper: cemas, obsesif, takut, marah, mudah marah, atau pemarah, dll.

JURNAL DIET DAN LATIHAN

MINGGU 10 / HARI 67

Tanggal : _____

Tujuan Diet dan Latihan : _____

_____

_____

_____

_____

Makanan	Daftar Makanan yang Anda Makan	Catatan Tambahan
Sarapan		
Makan Siang		
Makan Malam		
Snack		

	Latihan	Durasi, Pengulangan dan Catatan Tambahan
Peregangan Keseimbangan Tubuh		
Latihan Stabilitas Dasar		
Latihan Pelurusan Tubuh		

«Hari-hari yang buruk memiliki dua kesamaan : Anda tahu apa yang harus dilakukan dan Anda membiarkan seseorang mengatakan Anda tidak melakukannya.» - Tom Bihn

Lembar Catatan Pola Makan		
☐ Sarapan ☐ Makan siang ☐ Makan malam		
Reaksi Setelah Makan	Baik	Buruk
NAFSU MAKAN KEKENYANGAN/ KEPUASAN MENGIDAM MAKANAN MANIS	Setelah Makan … ☐ Merasa kenyang, puas ☐ TIDAK mengidam makanan manis ☐ TIDAK ingin makan lagi ☐ TIDAK merasa cepat lapar ☐ TIDAK perlu makan camilan sebelum jam makan selanjutnya	Setelah Makan … ☐ Merasa kenyang secara fisik tetapi masih lapar ☐ Tidak merasa puas; merasa seperti sesuatu terlewatkan dari makan ☐ Ingin makan makanan manis ☐ Merasa cepat lapar setelah jam makan ☐ Perlu camilan di antara jam makan
TINGKAT ENERGI	Respon energi normal terhadap makanan: ☐ Energi pulih setelah makan ☐ Memiliki perasaaan energi bagus, awet, "normal" dan sehat	Respon energi buruk terhadap makanan: ☐ Terlalu banyak atau terlalu sedikit energi ☐ Menjadi hiper, gelisah, gemetar, khawatir, atau terburu-buru ☐ Merasa hiper, tetapi aus "di dalam" ☐ Energi turun, lemas, lelah, mengantuk, lesu
KESEHATAN MENTAL EMOSIONAL	Kualitas Normal: ☐ Meningkatkan kesehatan ☐ Merasa energik dan segar kembali ☐ Meningkatkan emosi ☐ Memperbaiki kejelasan dan ketajaman pikiran ☐ Menormalkan proses berpikir	Abnormal qualities: ☐ Mental lambat, lamban, lalai ☐ Tidak mampu berpikir dengan cepat dan jelas ☐ Hiper, berpikir terlalu cepat ☐ Tidak mampu memusatkan / mempertahankan perhatian ☐ Sifat hipo: apatis, depresi, sedih ☐ Sifat hiper: cemas, obsesif, takut, marah, mudah marah, atau pemarah, dll.

JURNAL DIET DAN LATIHAN

Tanggal : _____

Tujuan Diet dan Latihan : _____

_____

_____

_____

Makanan	Daftar Makanan yang Anda Makan	Catatan Tambahan
Sarapan		
Makan Siang		
Makan Malam		
Snack		

	Latihan	Durasi, Pengulangan dan Catatan Tambahan
Peregangan Keseimbangan Tubuh		
Latihan Stabilitas Dasar		
Latihan Pelurusan Tubuh		

«Rasa sakit itu tak dapat dihindari. Penderitaan itu pilihan.»
- Anony-mouse

KESEHATAN DI TANGAN ANDA

Lembar Catatan Pola Makan		
☐ Sarapan ☐ Makan siang ☐ Makan malam		
Reaksi Setelah Makan	**Baik**	**Buruk**
NAFSU MAKAN KEKENYANGAN/ KEPUASAN MENGIDAM MAKANAN MANIS	Setelah Makan … ☐ Merasa kenyang, puas ☐ TIDAK mengidam makanan manis ☐ TIDAK ingin makan lagi ☐ TIDAK merasa cepat lapar ☐ TIDAK perlu makan camilan sebelum jam makan selanjutnya	Setelah Makan … ☐ Merasa kenyang secara fisik tetapi masih lapar ☐ Tidak merasa puas; merasa seperti sesuatu terlewatkan dari makan ☐ Ingin makan makanan manis ☐ Merasa cepat lapar setelah jam makan ☐ Perlu camilan di antara jam makan
TINGKAT ENERGI	Respon energi normal terhadap makanan: ☐ Energi pulih setelah makan ☐ Memiliki perasaaan energi bagus, awet, "normal" dan sehat	Respon energi buruk terhadap makanan: ☐ Terlalu banyak atau terlalu sedikit energi ☐ Menjadi hiper, gelisah, gemetar, khawatir, atau terburu-buru ☐ Merasa hiper, tetapi aus "di dalam" ☐ Energi turun, lemas, lelah, mengantuk, lesu
KESEHATAN MENTAL EMOSIONAL	Kualitas Normal: ☐ Meningkatkan kesehatan ☐ Merasa energik dan segar kembali ☐ Meningkatkan emosi ☐ Memperbaiki kejelasan dan ketajaman pikiran ☐ Menormalkan proses berpikir	Abnormal qualities: ☐ Mental lambat, lamban, lalai ☐ Tidak mampu berpikir dengan cepat dan jelas ☐ Hiper, berpikir terlalu cepat ☐ Tidak mampu memusatkan / mempertahankan perhatian ☐ Sifat hipo: apatis, depresi, sedih ☐ Sifat hiper: cemas, obsesif, takut, marah, mudah marah, atau pemarah, dll.

JURNAL DIET DAN LATIHAN　　　　　MINGGU 10 / HARI 69

Tanggal : _____

Tujuan Diet dan Latihan : _____

_____

_____

_____

_____

Makanan	Daftar Makanan yang Anda Makan	Catatan Tambahan
Sarapan		
Makan Siang		
Makan Malam		
Snack		

	Latihan	Durasi, Pengulangan dan Catatan Tambahan
Peregangan Keseimbangan Tubuh		
Latihan Stabilitas Dasar		
Latihan Pelurusan Tubuh		

«Anda mendapatkan kekuatan, keberanian dan keyakinan diri melalui semua pengalaman dengan berhenti menunjukkan rasa takut pada wajah Anda.» - Eleanor Roosevelt

KESEHATAN DI
TANGAN ANDA

Lembar Catatan Pola Makan		
☐ Sarapan ☐ Makan siang ☐ Makan malam		
Reaksi Setelah Makan	Baik	Buruk
NAFSU MAKAN KEKENYANGAN/ KEPUASAAN MENGIDAM MAKANAN MANIS	Setelah Makan … ☐ Merasa kenyang, puas ☐ TIDAK mengidam makanan manis ☐ TIDAK ingin makan lagi ☐ TIDAK merasa cepat lapar ☐ TIDAK perlu makan camilan sebelum jam makan selanjutnya	Setelah Makan … ☐ Merasa kenyang secara fisik tetapi masih lapar ☐ Tidak merasa puas; merasa seperti sesuatu terlewatkan dari makan ☐ Ingin makan makanan manis ☐ Merasa cepat lapar setelah jam makan ☐ Perlu camilan di antara jam makan
TINGKAT ENERGI	Respon energi normal terhadap makanan: ☐ Energi pulih setelah makan ☐ Memiliki perasaaan energi bagus, awet, "normal" dan sehat	Respon energi buruk terhadap makanan: ☐ Terlalu banyak atau terlalu sedikit energi ☐ Menjadi hiper, gelisah, gemetar, khawatir, atau terburu-buru ☐ Merasa hiper, tetapi aus "di dalam" ☐ Energi turun, lemas, lelah, mengantuk, lesu
KESEHATAN MENTAL EMOSIONAL	Kualitas Normal: ☐ Meningkatkan kesehatan ☐ Merasa energik dan segar kembali ☐ Meningkatkan emosi ☐ Memperbaiki kejelasan dan ketajaman pikiran ☐ Menormalkan proses berpikir	Abnormal qualities: ☐ Mental lambat, lamban, lalai ☐ Tidak mampu berpikir dengan cepat dan jelas ☐ Hiper, berpikir terlalu cepat ☐ Tidak mampu memusatkan / mempertahankan perhatian ☐ Sifat hipo: apatis, depresi, sedih ☐ Sifat hiper: cemas, obsesif, takut, marah, mudah marah, atau pemarah, dll.

JURNAL DIET DAN LATIHAN

MINGGU 10 / HARI 70

Tanggal : _____

Tujuan Diet dan Latihan : _____

_____

_____

_____

Makanan	Daftar Makanan yang Anda Makan	Catatan Tambahan
Sarapan		
Makan Siang		
Makan Malam		
Snack		

	Latihan	Durasi, Pengulangan dan Catatan Tambahan
Peregangan Keseimbangan Tubuh		
Latihan Stabilitas Dasar		
Latihan Pelurusan Tubuh		

«Lakukan satu hal setiap hari yang membuat Anda takut.»
- Eleanor Roosevelt

KESEHATAN DI TANGAN ANDA

Lembar Catatan Pola Makan

☐ Sarapan ☐ Makan siang ☐ Makan malam

Reaksi Setelah Makan	Baik	Buruk
NAFSU MAKAN KEKENYANGAN/ KEPUASAN MENGIDAM MAKANAN MANIS	Setelah Makan … ☐ Merasa kenyang, puas ☐ TIDAK mengidam makanan manis ☐ TIDAK ingin makan lagi ☐ TIDAK merasa cepat lapar ☐ TIDAK perlu makan camilan sebelum jam makan selanjutnya	Setelah Makan … ☐ Merasa kenyang secara fisik tetapi masih lapar ☐ Tidak merasa puas; merasa seperti sesuatu terlewatkan dari makan ☐ Ingin makan makanan manis ☐ Merasa cepat lapar setelah jam makan ☐ Perlu camilan di antara jam makan
TINGKAT ENERGI	Respon energi normal terhadap makanan: ☐ Energi pulih setelah makan ☐ Memiliki perasaaan energi bagus, awet, "normal" dan sehat	Respon energi buruk terhadap makanan: ☐ Terlalu banyak atau terlalu sedikit energi ☐ Menjadi hiper, gelisah, gemetar, khawatir, atau terburu-buru ☐ Merasa hiper, tetapi aus "di dalam" ☐ Energi turun, lemas, lelah, mengantuk, lesu
KESEHATAN MENTAL EMOSIONAL	Kualitas Normal: ☐ Meningkatkan kesehatan ☐ Merasa energik dan segar kembali ☐ Meningkatkan emosi ☐ Memperbaiki kejelasan dan ketajaman pikiran ☐ Menormalkan proses berpikir	Abnormal qualities: ☐ Mental lambat, lamban, lalai ☐ Tidak mampu berpikir dengan cepat dan jelas ☐ Hiper, berpikir terlalu cepat ☐ Tidak mampu memusatkan / mempertahankan perhatian ☐ Sifat hipo: apatis, depresi, sedih ☐ Sifat hiper: cemas, obsesif, takut, marah, mudah marah, atau pemarah, dll.

JURNAL DIET DAN LATIHAN

MINGGU 11 / HARI 71

Tanggal : _____

Tujuan Diet dan Latihan : _____

_____

_____

_____

Makanan	Daftar Makanan yang Anda Makan	Catatan Tambahan
Sarapan		
Makan Siang		
Makan Malam		
Snack		

	Latihan	Durasi, Pengulangan dan Catatan Tambahan
Peregangan Keseimbangan Tubuh		
Latihan Stabilitas Dasar		
Latihan Pelurusan Tubuh		

«Rasa sakit itu sementara. Berhenti (melakukan) itu selamanya.»
- Lance Armstrong

KESEHATAN DI
TANGAN ANDA

Lembar Catatan Pola Makan		
☐ Sarapan ☐ Makan siang ☐ Makan malam		
Reaksi Setelah Makan	**Baik**	**Buruk**
NAFSU MAKAN KEKENYANGAN/ KEPUASAN MENGIDAM MAKANAN MANIS	Setelah Makan … ☐ Merasa kenyang, puas ☐ TIDAK mengidam makanan manis ☐ TIDAK ingin makan lagi ☐ TIDAK merasa cepat lapar ☐ TIDAK perlu makan camilan sebelum jam makan selanjutnya	Setelah Makan … ☐ Merasa kenyang secara fisik tetapi masih lapar ☐ Tidak merasa puas; merasa seperti sesuatu terlewatkan dari makan ☐ Ingin makan makanan manis ☐ Merasa cepat lapar setelah jam makan ☐ Perlu camilan di antara jam makan
TINGKAT ENERGI	Respon energi normal terhadap makanan: ☐ Energi pulih setelah makan ☐ Memiliki perasaaan energi bagus, awet, "normal" dan sehat	Respon energi buruk terhadap makanan: ☐ Terlalu banyak atau terlalu sedikit energi ☐ Menjadi hiper, gelisah, gemetar, khawatir, atau terburu-buru ☐ Merasa hiper, tetapi aus "di dalam" ☐ Energi turun, lemas, lelah, mengantuk, lesu
KESEHATAN MENTAL EMOSIONAL	Kualitas Normal: ☐ Meningkatkan kesehatan ☐ Merasa energik dan segar kembali ☐ Meningkatkan emosi ☐ Memperbaiki kejelasan dan ketajaman pikiran ☐ Menormalkan proses berpikir	Abnormal qualities: ☐ Mental lambat, lamban, lalai ☐ Tidak mampu berpikir dengan cepat dan jelas ☐ Hiper, berpikir terlalu cepat ☐ Tidak mampu memusatkan / mempertahankan perhatian ☐ Sifat hipo: apatis, depresi, sedih ☐ Sifat hiper: cemas, obsesif, takut, marah, mudah marah, atau pemarah, dll.

JURNAL DIET DAN LATIHAN   MINGGU 11 / HARI 72

Tanggal : _____

Tujuan Diet dan Latihan : _____

_____

_____

_____

_____

Makanan	Daftar Makanan yang Anda Makan	Catatan Tambahan
Sarapan		
Makan Siang		
Makan Malam		
Snack		

	Latihan	Durasi, Pengulangan dan Catatan Tambahan
Peregangan Keseimbangan Tubuh		
Latihan Stabilitas Dasar		
Latihan Pelurusan Tubuh		

«Apa yang Anda lakukan akan membuat perbedaan,
dan Anda harus memutuskan perbedaan apa yang ingin Anda lakukan.» - Jane Goodall

Lembar Catatan Pola Makan

☐ Sarapan　　☐ Makan siang　　☐ Makan malam

Reaksi Setelah Makan	Baik	Buruk
NAFSU MAKAN KEKENYANGAN/ KEPUASAAN MENGIDAM MAKANAN MANIS	Setelah Makan … ☐ Merasa kenyang, puas ☐ TIDAK mengidam makanan manis ☐ TIDAK ingin makan lagi ☐ TIDAK merasa cepat lapar ☐ TIDAK perlu makan camilan sebelum jam makan selanjutnya	Setelah Makan … ☐ Merasa kenyang secara fisik tetapi masih lapar ☐ Tidak merasa puas; merasa seperti sesuatu terlewatkan dari makan ☐ Ingin makan makanan manis ☐ Merasa cepat lapar setelah jam makan ☐ Perlu camilan di antara jam makan
TINGKAT ENERGI	Respon energi normal terhadap makanan: ☐ Energi pulih setelah makan ☐ Memiliki perasaaan energi bagus, awet, "normal" dan sehat	Respon energi buruk terhadap makanan: ☐ Terlalu banyak atau terlalu sedikit energi ☐ Menjadi hiper, gelisah, gemetar, khawatir, atau terburu-buru ☐ Merasa hiper, tetapi aus "di dalam" ☐ Energi turun, lemas, lelah, mengantuk, lesu
KESEHATAN MENTAL EMOSIONAL	Kualitas Normal: ☐ Meningkatkan kesehatan ☐ Merasa energik dan segar kembali ☐ Meningkatkan emosi ☐ Memperbaiki kejelasan dan ketajaman pikiran ☐ Menormalkan proses berpikir	Abnormal qualities: ☐ Mental lambat, lamban, lalai ☐ Tidak mampu berpikir dengan cepat dan jelas ☐ Hiper, berpikir terlalu cepat ☐ Tidak mampu memusatkan / mempertahankan perhatian ☐ Sifat hipo: apatis, depresi, sedih ☐ Sifat hiper: cemas, obsesif, takut, marah, mudah marah, atau pemarah, dll.

JURNAL DIET DAN LATIHAN   MINGGU 11 / HARI 73

Tanggal : _____

Tujuan Diet dan Latihan : _____

_____

_____

_____

Makanan	Daftar Makanan yang Anda Makan	Catatan Tambahan
Sarapan		
Makan Siang		
Makan Malam		
Snack		

	Latihan	Durasi, Pengulangan dan Catatan Tambahan
Peregangan Keseimbangan Tubuh		
Latihan Stabilitas Dasar		
Latihan Pelurusan Tubuh		

«Apakah Anda ingin tahu siapa diri Anda ? Jangan bertanya. Bertindaklah ! Tindakan akan menggambarkan dan menjelaskan siapa Anda.» - Thomas Jefferson

KESEHATAN DI TANGAN ANDA

Lembar Catatan Pola Makan

☐ Sarapan ☐ Makan siang ☐ Makan malam

Reaksi Setelah Makan	Baik	Buruk
NAFSU MAKAN KEKENYANGAN/ KEPUASAN MENGIDAM MAKANAN MANIS	Setelah Makan … ☐ Merasa kenyang, puas ☐ TIDAK mengidam makanan manis ☐ TIDAK ingin makan lagi ☐ TIDAK merasa cepat lapar ☐ TIDAK perlu makan camilan sebelum jam makan selanjutnya	Setelah Makan … ☐ Merasa kenyang secara fisik tetapi masih lapar ☐ Tidak merasa puas; merasa seperti sesuatu terlewatkan dari makan ☐ Ingin makan makanan manis ☐ Merasa cepat lapar setelah jam makan ☐ Perlu camilan di antara jam makan
TINGKAT ENERGI	Respon energi normal terhadap makanan: ☐ Energi pulih setelah makan ☐ Memiliki perasaaan energi bagus, awet, "normal" dan sehat	Respon energi buruk terhadap makanan: ☐ Terlalu banyak atau terlalu sedikit energi ☐ Menjadi hiper, gelisah, gemetar, khawatir, atau terburu-buru ☐ Merasa hiper, tetapi aus "di dalam" ☐ Energi turun, lemas, lelah, mengantuk, lesu
KESEHATAN MENTAL EMOSIONAL	Kualitas Normal: ☐ Meningkatkan kesehatan ☐ Merasa energik dan segar kembali ☐ Meningkatkan emosi ☐ Memperbaiki kejelasan dan ketajaman pikiran ☐ Menormalkan proses berpikir	Abnormal qualities: ☐ Mental lambat, lamban, lalai ☐ Tidak mampu berpikir dengan cepat dan jelas ☐ Hiper, berpikir terlalu cepat ☐ Tidak mampu memusatkan / mempertahankan perhatian ☐ Sifat hipo: apatis, depresi, sedih ☐ Sifat hiper: cemas, obsesif, takut, marah, mudah marah, atau pemarah, dll.

JURNAL DIET DAN LATIHAN   MINGGU 11 / HARI 74

Tanggal : _____

Tujuan Diet dan Latihan : _____

_____

_____

_____

Makanan	Daftar Makanan yang Anda Makan	Catatan Tambahan
Sarapan		
Makan Siang		
Makan Malam		
Snack		

Latihan	Durasi, Pengulangan dan Catatan Tambahan
Peregangan Keseimbangan Tubuh	
Latihan Stabilitas Dasar	
Latihan Pelurusan Tubuh	

«Satu hari tanpa kegembiraan adalah hari yang sia-sia.»
- Charles Chaplin

KESEHATAN DI TANGAN ANDA

Lembar Catatan Pola Makan

☐ Sarapan   ☐ Makan siang   ☐ Makan malam

Reaksi Setelah Makan	Baik	Buruk
NAFSU MAKAN KEKENYANGAN/ KEPUASAN MENGIDAM MAKANAN MANIS	Setelah Makan … ☐ Merasa kenyang, puas ☐ TIDAK mengidam makanan manis ☐ TIDAK ingin makan lagi ☐ TIDAK merasa cepat lapar ☐ TIDAK perlu makan camilan sebelum jam makan selanjutnya	Setelah Makan … ☐ Merasa kenyang secara fisik tetapi masih lapar ☐ Tidak merasa puas; merasa seperti sesuatu terlewatkan dari makan ☐ Ingin makan makanan manis ☐ Merasa cepat lapar setelah jam makan ☐ Perlu camilan di antara jam makan
TINGKAT ENERGI	Respon energi normal terhadap makanan: ☐ Energi pulih setelah makan ☐ Memiliki perasaaan energi bagus, awet, "normal" dan sehat	Respon energi buruk terhadap makanan: ☐ Terlalu banyak atau terlalu sedikit energi ☐ Menjadi hiper, gelisah, gemetar, khawatir, atau terburu-buru ☐ Merasa hiper, tetapi aus "di dalam" ☐ Energi turun, lemas, lelah, mengantuk, lesu
KESEHATAN MENTAL EMOSIONAL	Kualitas Normal: ☐ Meningkatkan kesehatan ☐ Merasa energik dan segar kembali ☐ Meningkatkan emosi ☐ Memperbaiki kejelasan dan ketajaman pikiran ☐ Menormalkan proses berpikir	Abnormal qualities: ☐ Mental lambat, lamban, lalai ☐ Tidak mampu berpikir dengan cepat dan jelas ☐ Hiper, berpikir terlalu cepat ☐ Tidak mampu memusatkan / mempertahankan perhatian ☐ Sifat hipo: apatis, depresi, sedih ☐ Sifat hiper: cemas, obsesif, takut, marah, mudah marah, atau pemarah, dll.

JURNAL DIET DAN LATIHAN   MINGGU 11 / HARI 75

Tanggal : _____

Tujuan Diet dan Latihan : _____

_____

_____

_____

_____

Makanan	Daftar Makanan yang Anda Makan	Catatan Tambahan
Sarapan		
Makan Siang		
Makan Malam		
Snack		

	Latihan	Durasi, Pengulangan dan Catatan Tambahan
Peregangan Keseimbangan Tubuh		
Latihan Stabilitas Dasar		
Latihan Pelurusan Tubuh		

«Acuhkan semua yang membuat Anda takut dan sedih, yang membawa Anda pada penyakit dan kematian.» - Rumi

KESEHATAN DI
TANGAN ANDA

Lembar Catatan Pola Makan		
☐ Sarapan ☐ Makan siang ☐ Makan malam		
Reaksi Setelah Makan	Baik	Buruk
NAFSU MAKAN KEKENYANGAN/ KEPUASAN MENGIDAM MAKANAN MANIS	Setelah Makan … ☐ Merasa kenyang, puas ☐ TIDAK mengidam makanan manis ☐ TIDAK ingin makan lagi ☐ TIDAK merasa cepat lapar ☐ TIDAK perlu makan camilan sebelum jam makan selanjutnya	Setelah Makan … ☐ Merasa kenyang secara fisik tetapi masih lapar ☐ Tidak merasa puas; merasa seperti sesuatu terlewatkan dari makan ☐ Ingin makan makanan manis ☐ Merasa cepat lapar setelah jam makan ☐ Perlu camilan di antara jam makan
TINGKAT ENERGI	Respon energi normal terhadap makanan: ☐ Energi pulih setelah makan ☐ Memiliki perasaaan energi bagus, awet, "normal" dan sehat	Respon energi buruk terhadap makanan: ☐ Terlalu banyak atau terlalu sedikit energi ☐ Menjadi hiper, gelisah, gemetar, khawatir, atau terburu-buru ☐ Merasa hiper, tetapi aus "di dalam" ☐ Energi turun, lemas, lelah, mengantuk, lesu
KESEHATAN MENTAL EMOSIONAL	Kualitas Normal: ☐ Meningkatkan kesehatan ☐ Merasa energik dan segar kembali ☐ Meningkatkan emosi ☐ Memperbaiki kejelasan dan ketajaman pikiran ☐ Menormalkan proses berpikir	Abnormal qualities: ☐ Mental lambat, lamban, lalai ☐ Tidak mampu berpikir dengan cepat dan jelas ☐ Hiper, berpikir terlalu cepat ☐ Tidak mampu memusatkan / mempertahankan perhatian ☐ Sifat hipo: apatis, depresi, sedih ☐ Sifat hiper: cemas, obsesif, takut, marah, mudah marah, atau pemarah, dll.

JURNAL DIET DAN LATIHAN

Tanggal : _____

Tujuan Diet dan Latihan : _____

_____

_____

_____

Makanan	Daftar Makanan yang Anda Makan	Catatan Tambahan
Sarapan		
Makan Siang		
Makan Malam		
Snack		

	Latihan	Durasi, Pengulangan dan Catatan Tambahan
Peregangan Keseimbangan Tubuh		
Latihan Stabilitas Dasar		
Latihan Pelurusan Tubuh		

«Resiko harus dijalani karena bahaya terbesar dalam hidup adalah tanpa resiko apapun.»
- Leo Buscaglia

KESEHATAN DI
TANGAN ANDA

Lembar Catatan Pola Makan

☐ Sarapan   ☐ Makan siang   ☐ Makan malam

Reaksi Setelah Makan	Baik	Buruk
NAFSU MAKAN KEKENYANGAN/ KEPUASAN MENGIDAM MAKANAN MANIS	Setelah Makan … ☐ Merasa kenyang, puas ☐ TIDAK mengidam makanan manis ☐ TIDAK ingin makan lagi ☐ TIDAK merasa cepat lapar ☐ TIDAK perlu makan camilan sebelum jam makan selanjutnya	Setelah Makan … ☐ Merasa kenyang secara fisik tetapi masih lapar ☐ Tidak merasa puas; merasa seperti sesuatu terlewatkan dari makan ☐ Ingin makan makanan manis ☐ Merasa cepat lapar setelah jam makan ☐ Perlu camilan di antara jam makan
TINGKAT ENERGI	Respon energi normal terhadap makanan: ☐ Energi pulih setelah makan ☐ Memiliki perasaaan energi bagus, awet, "normal" dan sehat	Respon energi buruk terhadap makanan: ☐ Terlalu banyak atau terlalu sedikit energi ☐ Menjadi hiper, gelisah, gemetar, khawatir, atau terburu-buru ☐ Merasa hiper, tetapi aus "di dalam" ☐ Energi turun, lemas, lelah, mengantuk, lesu
KESEHATAN MENTAL EMOSIONAL	Kualitas Normal: ☐ Meningkatkan kesehatan ☐ Merasa energik dan segar kembali ☐ Meningkatkan emosi ☐ Memperbaiki kejelasan dan ketajaman pikiran ☐ Menormalkan proses berpikir	Abnormal qualities: ☐ Mental lambat, lamban, lalai ☐ Tidak mampu berpikir dengan cepat dan jelas ☐ Hiper, berpikir terlalu cepat ☐ Tidak mampu memusatkan / mempertahankan perhatian ☐ Sifat hipo: apatis, depresi, sedih ☐ Sifat hiper: cemas, obsesif, takut, marah, mudah marah, atau pemarah, dll.

JURNAL DIET DAN LATIHAN

Tanggal : _____

Tujuan Diet dan Latihan : _____

_____

_____

_____

_____

Makanan	Daftar Makanan yang Anda Makan	Catatan Tambahan
Sarapan		
Makan Siang		
Makan Malam		
Snack		

Latihan		Durasi, Pengulangan dan Catatan Tambahan
Peregangan Keseimbangan Tubuh		
Latihan Stabilitas Dasar		
Latihan Pelurusan Tubuh		

«Hal terbaik untuk meramalkan masa depan adalah dengan menciptakannya»
- Abraham Lincoln

KESEHATAN DI
TANGAN ANDA

Lembar Catatan Pola Makan		
☐ Sarapan ☐ Makan siang ☐ Makan malam		
Reaksi Setelah Makan	Baik	Buruk
NAFSU MAKAN KEKENYANGAN/ KEPUASAAN MENGIDAM MAKANAN MANIS	Setelah Makan … ☐ Merasa kenyang, puas ☐ TIDAK mengidam makanan manis ☐ TIDAK ingin makan lagi ☐ TIDAK merasa cepat lapar ☐ TIDAK perlu makan camilan sebelum jam makan selanjutnya	Setelah Makan … ☐ Merasa kenyang secara fisik tetapi masih lapar ☐ Tidak merasa puas; merasa seperti sesuatu terlewatkan dari makan ☐ Ingin makan makanan manis ☐ Merasa cepat lapar setelah jam makan ☐ Perlu camilan di antara jam makan
TINGKAT ENERGI	Respon energi normal terhadap makanan: ☐ Energi pulih setelah makan ☐ Memiliki perasaaan energi bagus, awet, "normal" dan sehat	Respon energi buruk terhadap makanan: ☐ Terlalu banyak atau terlalu sedikit energi ☐ Menjadi hiper, gelisah, gemetar, khawatir, atau terburu-buru ☐ Merasa hiper, tetapi aus "di dalam" ☐ Energi turun, lemas, lelah, mengantuk, lesu
KESEHATAN MENTAL EMOSIONAL	Kualitas Normal: ☐ Meningkatkan kesehatan ☐ Merasa energik dan segar kembali ☐ Meningkatkan emosi ☐ Memperbaiki kejelasan dan ketajaman pikiran ☐ Menormalkan proses berpikir	Abnormal qualities: ☐ Mental lambat, lamban, lalai ☐ Tidak mampu berpikir dengan cepat dan jelas ☐ Hiper, berpikir terlalu cepat ☐ Tidak mampu memusatkan / mempertahankan perhatian ☐ Sifat hipo: apatis, depresi, sedih ☐ Sifat hiper: cemas, obsesif, takut, marah, mudah marah, atau pemarah, dll.

Minggu 12 : Tinjauan Gejala Skoliosis

KUNCI

Mati Rasa	Kesemutan	Tegang	Sakit
OOOOO	●●●●●	XXXXX	VVVVV

Kiri

Kanan

Kiri

Belakang

Kiri

Kanan

depan

Kanan

Minggu 12 : Pemetaan Simpul Otot

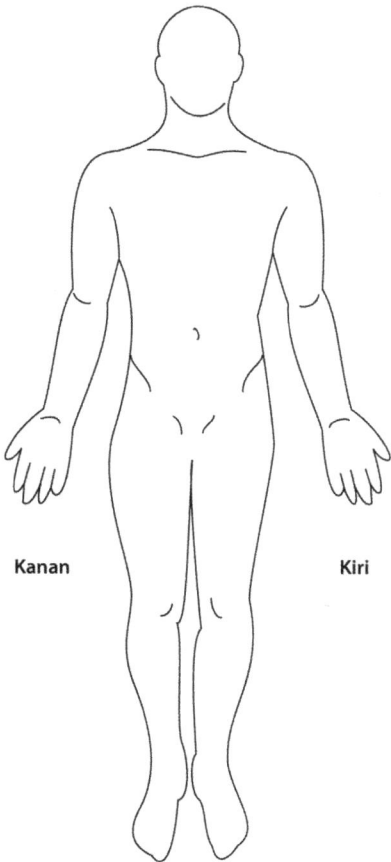

Kanan   Kiri

Depan

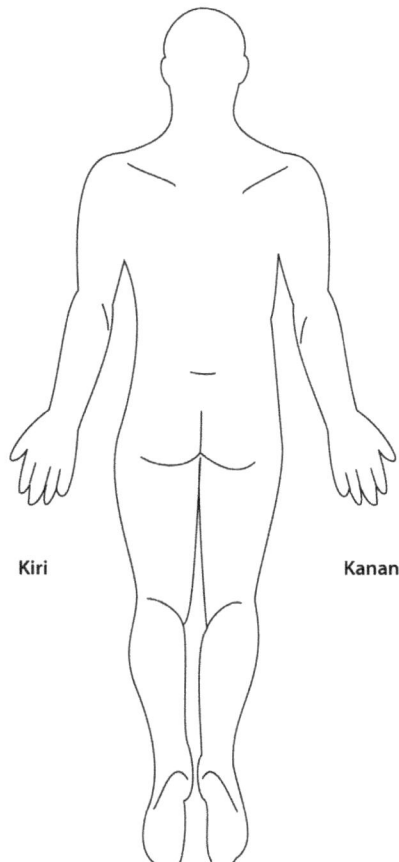

Kiri   Kanan

Belakang

JURNAL DIET DAN LATIHAN

MINGGU 12 / HARI 78

Tanggal : _____

Tujuan Diet dan Latihan : _____

_____

_____

_____

_____

Makanan	Daftar Makanan yang Anda Makan	Catatan Tambahan
Sarapan		
Makan Siang		
Makan Malam		
Snack		

	Latihan	Durasi, Pengulangan dan Catatan Tambahan
Peregangan Keseimbangan Tubuh		
Latihan Stabilitas Dasar		
Latihan Pelurusan Tubuh		

«Tidak ada aib karena kalah dalam pertarungan.
Aib satu-satunya adalah tidak bertarung karena Anda takut untuk kalah.» - Garth Stein

KESEHATAN DI
TANGAN ANDA

Lembar Catatan Pola Makan

☐ Sarapan ☐ Makan siang ☐ Makan malam

Reaksi Setelah Makan	Baik	Buruk
NAFSU MAKAN KEKENYANGAN/ KEPUASAN MENGIDAM MAKANAN MANIS	Setelah Makan … ☐ Merasa kenyang, puas ☐ TIDAK mengidam makanan manis ☐ TIDAK ingin makan lagi ☐ TIDAK merasa cepat lapar ☐ TIDAK perlu makan camilan sebelum jam makan selanjutnya	Setelah Makan … ☐ Merasa kenyang secara fisik tetapi masih lapar ☐ Tidak merasa puas; merasa seperti sesuatu terlewatkan dari makan ☐ Ingin makan makanan manis ☐ Merasa cepat lapar setelah jam makan ☐ Perlu camilan di antara jam makan
TINGKAT ENERGI	Respon energi normal terhadap makanan: ☐ Energi pulih setelah makan ☐ Memiliki perasaaan energi bagus, awet, "normal" dan sehat	Respon energi buruk terhadap makanan: ☐ Terlalu banyak atau terlalu sedikit energi ☐ Menjadi hiper, gelisah, gemetar, khawatir, atau terburu-buru ☐ Merasa hiper, tetapi aus "di dalam" ☐ Energi turun, lemas, lelah, mengantuk, lesu
KESEHATAN MENTAL EMOSIONAL	Kualitas Normal: ☐ Meningkatkan kesehatan ☐ Merasa energik dan segar kembali ☐ Meningkatkan emosi ☐ Memperbaiki kejelasan dan ketajaman pikiran ☐ Menormalkan proses berpikir	Abnormal qualities: ☐ Mental lambat, lamban, lalai ☐ Tidak mampu berpikir dengan cepat dan jelas ☐ Hiper, berpikir terlalu cepat ☐ Tidak mampu memusatkan / mempertahankan perhatian ☐ Sifat hipo: apatis, depresi, sedih ☐ Sifat hiper: cemas, obsesif, takut, marah, mudah marah, atau pemarah, dll.

JURNAL DIET DAN LATIHAN

Tanggal : _____

Tujuan Diet dan Latihan : _____

_____

_____

_____

_____

Makanan	Daftar Makanan yang Anda Makan	Catatan Tambahan
Sarapan		
Makan Siang		
Makan Malam		
Snack		

	Latihan	Durasi, Pengulangan dan Catatan Tambahan
Peregangan Keseimbangan Tubuh		
Latihan Stabilitas Dasar		
Latihan Pelurusan Tubuh		

«Satu-satunya orang yang dapat mengalahkan saya adalah diri saya sendiri,
dan saya tidak akan membiarkan diri saya mengalahkan saya lagi.» - C. JoyBell C.

KESEHATAN DI
TANGAN ANDA

Lembar Catatan Pola Makan

☐ Sarapan ☐ Makan siang ☐ Makan malam

Reaksi Setelah Makan	Baik	Buruk
NAFSU MAKAN KEKENYANGAN/ KEPUASAN MENGIDAM MAKANAN MANIS	Setelah Makan … ☐ Merasa kenyang, puas ☐ TIDAK mengidam makanan manis ☐ TIDAK ingin makan lagi ☐ TIDAK merasa cepat lapar ☐ TIDAK perlu makan camilan sebelum jam makan selanjutnya	Setelah Makan … ☐ Merasa kenyang secara fisik tetapi masih lapar ☐ Tidak merasa puas; merasa seperti sesuatu terlewatkan dari makan ☐ Ingin makan makanan manis ☐ Merasa cepat lapar setelah jam makan ☐ Perlu camilan di antara jam makan
TINGKAT ENERGI	Respon energi normal terhadap makanan: ☐ Energi pulih setelah makan ☐ Memiliki perasaaan energi bagus, awet, "normal" dan sehat	Respon energi buruk terhadap makanan: ☐ Terlalu banyak atau terlalu sedikit energi ☐ Menjadi hiper, gelisah, gemetar, khawatir, atau terburu-buru ☐ Merasa hiper, tetapi aus "di dalam" ☐ Energi turun, lemas, lelah, mengantuk, lesu
KESEHATAN MENTAL EMOSIONAL	Kualitas Normal: ☐ Meningkatkan kesehatan ☐ Merasa energik dan segar kembali ☐ Meningkatkan emosi ☐ Memperbaiki kejelasan dan ketajaman pikiran ☐ Menormalkan proses berpikir	Abnormal qualities: ☐ Mental lambat, lamban, lalai ☐ Tidak mampu berpikir dengan cepat dan jelas ☐ Hiper, berpikir terlalu cepat ☐ Tidak mampu memusatkan / mempertahankan perhatian ☐ Sifat hipo: apatis, depresi, sedih ☐ Sifat hiper: cemas, obsesif, takut, marah, mudah marah, atau pemarah, dll.

JURNAL DIET DAN LATIHAN

Tanggal : _____

Tujuan Diet dan Latihan : _____

_____

_____

_____

Makanan	Daftar Makanan yang Anda Makan	Catatan Tambahan
Sarapan		
Makan Siang		
Makan Malam		
Snack		

	Latihan	Durasi, Pengulangan dan Catatan Tambahan
Peregangan Keseimbangan Tubuh		
Latihan Stabilitas Dasar		
Latihan Pelurusan Tubuh		

«Seberapa kejamnya hidup Anda, terimalah dan hadapilah ia.»
- Henry David Thoreau

KESEHATAN DI
TANGAN ANDA

\multicolumn{3}{c}{**Lembar Catatan Pola Makan**}		
\multicolumn{3}{c}{☐ Sarapan ☐ Makan siang ☐ Makan malam}		
Reaksi Setelah Makan	Baik	Buruk
NAFSU MAKAN KEKENYANGAN/ KEPUASAN MENGIDAM MAKANAN MANIS	Setelah Makan … ☐ Merasa kenyang, puas ☐ TIDAK mengidam makanan manis ☐ TIDAK ingin makan lagi ☐ TIDAK merasa cepat lapar ☐ TIDAK perlu makan camilan sebelum jam makan selanjutnya	Setelah Makan … ☐ Merasa kenyang secara fisik tetapi masih lapar ☐ Tidak merasa puas; merasa seperti sesuatu terlewatkan dari makan ☐ Ingin makan makanan manis ☐ Merasa cepat lapar setelah jam makan ☐ Perlu camilan di antara jam makan
TINGKAT ENERGI	Respon energi normal terhadap makanan: ☐ Energi pulih setelah makan ☐ Memiliki perasaaan energi bagus, awet, "normal" dan sehat	Respon energi buruk terhadap makanan: ☐ Terlalu banyak atau terlalu sedikit energi ☐ Menjadi hiper, gelisah, gemetar, khawatir, atau terburu-buru ☐ Merasa hiper, tetapi aus "di dalam" ☐ Energi turun, lemas, lelah, mengantuk, lesu
KESEHATAN MENTAL EMOSIONAL	Kualitas Normal: ☐ Meningkatkan kesehatan ☐ Merasa energik dan segar kembali ☐ Meningkatkan emosi ☐ Memperbaiki kejelasan dan ketajaman pikiran ☐ Menormalkan proses berpikir	Abnormal qualities: ☐ Mental lambat, lamban, lalai ☐ Tidak mampu berpikir dengan cepat dan jelas ☐ Hiper, berpikir terlalu cepat ☐ Tidak mampu memusatkan / mempertahankan perhatian ☐ Sifat hipo: apatis, depresi, sedih ☐ Sifat hiper: cemas, obsesif, takut, marah, mudah marah, atau pemarah, dll.

JURNAL DIET DAN LATIHAN   MINGGU 12 / HARI 81

Tanggal : _____

Tujuan Diet dan Latihan : _____

_____

_____

_____

_____

Makanan	Daftar Makanan yang Anda Makan	Catatan Tambahan
Sarapan		
Makan Siang		
Makan Malam		
Snack		

	Latihan	Durasi, Pengulangan dan Catatan Tambahan
Peregangan Keseimbangan Tubuh		
Latihan Stabilitas Dasar		
Latihan Pelurusan Tubuh		

«Sukses bukanlah akhir, kegagalan bukanlah bencana : hanya keberanian untuk melanjutkanlah yang bermakna.» - Winston S. Churchill

KESEHATAN DI TANGAN ANDA

Lembar Catatan Pola Makan		
☐ Sarapan ☐ Makan siang ☐ Makan malam		
Reaksi Setelah Makan	Baik	Buruk
NAFSU MAKAN KEKENYANGAN/ KEPUASAAN MENGIDAM MAKANAN MANIS	Setelah Makan … ☐ Merasa kenyang, puas ☐ TIDAK mengidam makanan manis ☐ TIDAK ingin makan lagi ☐ TIDAK merasa cepat lapar ☐ TIDAK perlu makan camilan sebelum jam makan selanjutnya	Setelah Makan … ☐ Merasa kenyang secara fisik tetapi masih lapar ☐ Tidak merasa puas; merasa seperti sesuatu terlewatkan dari makan ☐ Ingin makan makanan manis ☐ Merasa cepat lapar setelah jam makan ☐ Perlu camilan di antara jam makan
TINGKAT ENERGI	Respon energi normal terhadap makanan: ☐ Energi pulih setelah makan ☐ Memiliki perasaaan energi bagus, awet, "normal" dan sehat	Respon energi buruk terhadap makanan: ☐ Terlalu banyak atau terlalu sedikit energi ☐ Menjadi hiper, gelisah, gemetar, khawatir, atau terburu-buru ☐ Merasa hiper, tetapi aus "di dalam" ☐ Energi turun, lemas, lelah, mengantuk, lesu
KESEHATAN MENTAL EMOSIONAL	Kualitas Normal: ☐ Meningkatkan kesehatan ☐ Merasa energik dan segar kembali ☐ Meningkatkan emosi ☐ Memperbaiki kejelasan dan ketajaman pikiran ☐ Menormalkan proses berpikir	Abnormal qualities: ☐ Mental lambat, lamban, lalai ☐ Tidak mampu berpikir dengan cepat dan jelas ☐ Hiper, berpikir terlalu cepat ☐ Tidak mampu memusatkan / mempertahankan perhatian ☐ Sifat hipo: apatis, depresi, sedih ☐ Sifat hiper: cemas, obsesif, takut, marah, mudah marah, atau pemarah, dll.

JURNAL DIET DAN LATIHAN   MINGGU 12 / HARI 82

Tanggal : _____

Tujuan Diet dan Latihan : _____

_____

_____

_____

Makanan	Daftar Makanan yang Anda Makan	Catatan Tambahan
Sarapan		
Makan Siang		
Makan Malam		
Snack		

	Latihan	Durasi, Pengulangan dan Catatan Tambahan
Peregangan Keseimbangan Tubuh		
Latihan Stabilitas Dasar		
Latihan Pelurusan Tubuh		

«Biarkan hari berakhir tanpa alasan, tanpa penjelasan, tanpa penolakan.»
- Steve Maraboli

KESEHATAN DI TANGAN ANDA

Lembar Catatan Pola Makan

☐ Sarapan ☐ Makan siang ☐ Makan malam

Reaksi Setelah Makan	Baik	Buruk
NAFSU MAKAN KEKENYANGAN/ KEPUASAN MENGIDAM MAKANAN MANIS	Setelah Makan … ☐ Merasa kenyang, puas ☐ TIDAK mengidam makanan manis ☐ TIDAK ingin makan lagi ☐ TIDAK merasa cepat lapar ☐ TIDAK perlu makan camilan sebelum jam makan selanjutnya	Setelah Makan … ☐ Merasa kenyang secara fisik tetapi masih lapar ☐ Tidak merasa puas; merasa seperti sesuatu terlewatkan dari makan ☐ Ingin makan makanan manis ☐ Merasa cepat lapar setelah jam makan ☐ Perlu camilan di antara jam makan
TINGKAT ENERGI	Respon energi normal terhadap makanan: ☐ Energi pulih setelah makan ☐ Memiliki perasaaan energi bagus, awet, "normal" dan sehat	Respon energi buruk terhadap makanan: ☐ Terlalu banyak atau terlalu sedikit energi ☐ Menjadi hiper, gelisah, gemetar, khawatir, atau terburu-buru ☐ Merasa hiper, tetapi aus "di dalam" ☐ Energi turun, lemas, lelah, mengantuk, lesu
KESEHATAN MENTAL EMOSIONAL	Kualitas Normal: ☐ Meningkatkan kesehatan ☐ Merasa energik dan segar kembali ☐ Meningkatkan emosi ☐ Memperbaiki kejelasan dan ketajaman pikiran ☐ Menormalkan proses berpikir	Abnormal qualities: ☐ Mental lambat, lamban, lalai ☐ Tidak mampu berpikir dengan cepat dan jelas ☐ Hiper, berpikir terlalu cepat ☐ Tidak mampu memusatkan / mempertahankan perhatian ☐ Sifat hipo: apatis, depresi, sedih ☐ Sifat hiper: cemas, obsesif, takut, marah, mudah marah, atau pemarah, dll.

JURNAL DIET DAN LATIHAN   MINGGU 12 / HARI 83

Tanggal : _____

Tujuan Diet dan Latihan : _____

_____

_____

_____

Makanan	Daftar Makanan yang Anda Makan	Catatan Tambahan
Sarapan		
Makan Siang		
Makan Malam		
Snack		

	Latihan	Durasi, Pengulangan dan Catatan Tambahan
Peregangan Keseimbangan Tubuh		
Latihan Stabilitas Dasar		
Latihan Pelurusan Tubuh		

«Ketika Anda bangun di pagi hari, pikirkan tentang sebuah alasan berharga untuk hidup- untuk bernafas, untuk berpikir, untuk menikmati, untuk mencintai-lalu buatlah hari itu berarti I.»
- Steve Maraboli, Hidup, Kebenaran, dan Menjadi Bebas

KESEHATAN DI TANGAN ANDA

Lembar Catatan Pola Makan

☐ Sarapan   ☐ Makan siang   ☐ Makan malam

Reaksi Setelah Makan	Baik	Buruk
NAFSU MAKAN KEKENYANGAN/ KEPUASAN MENGIDAM MAKANAN MANIS	Setelah Makan … ☐ Merasa kenyang, puas ☐ TIDAK mengidam makanan manis ☐ TIDAK ingin makan lagi ☐ TIDAK merasa cepat lapar ☐ TIDAK perlu makan camilan sebelum jam makan selanjutnya	Setelah Makan … ☐ Merasa kenyang secara fisik tetapi masih lapar ☐ Tidak merasa puas; merasa seperti sesuatu terlewatkan dari makan ☐ Ingin makan makanan manis ☐ Merasa cepat lapar setelah jam makan ☐ Perlu camilan di antara jam makan
TINGKAT ENERGI	Respon energi normal terhadap makanan: ☐ Energi pulih setelah makan ☐ Memiliki perasaaan energi bagus, awet, "normal" dan sehat	Respon energi buruk terhadap makanan: ☐ Terlalu banyak atau terlalu sedikit energi ☐ Menjadi hiper, gelisah, gemetar, khawatir, atau terburu-buru ☐ Merasa hiper, tetapi aus "di dalam" ☐ Energi turun, lemas, lelah, mengantuk, lesu
KESEHATAN MENTAL EMOSIONAL	Kualitas Normal: ☐ Meningkatkan kesehatan ☐ Merasa energik dan segar kembali ☐ Meningkatkan emosi ☐ Memperbaiki kejelasan dan ketajaman pikiran ☐ Menormalkan proses berpikir	Abnormal qualities: ☐ Mental lambat, lamban, lalai ☐ Tidak mampu berpikir dengan cepat dan jelas ☐ Hiper, berpikir terlalu cepat ☐ Tidak mampu memusatkan / mempertahankan perhatian ☐ Sifat hipo: apatis, depresi, sedih ☐ Sifat hiper: cemas, obsesif, takut, marah, mudah marah, atau pemarah, dll.

JURNAL DIET DAN LATIHAN

MINGGU 12 / HARI 84

Tanggal : _____

Tujuan Diet dan Latihan : _____

_____

_____

_____

_____

Makanan	Daftar Makanan yang Anda Makan	Catatan Tambahan
Sarapan		
Makan Siang		
Makan Malam		
Snack		

	Latihan	Durasi, Pengulangan dan Catatan Tambahan
Peregangan Keseimbangan Tubuh		
Latihan Stabilitas Dasar		
Latihan Pelurusan Tubuh		

«Ketika lelah, kita diserang oleh ide-ide yang kita kuasai di masa lalu.»
- Friedrich Nietzche

KESEHATAN DI
TANGAN ANDA

Lembar Catatan Pola Makan

☐ Sarapan   ☐ Makan siang   ☐ Makan malam

Reaksi Setelah Makan	Baik	Buruk
NAFSU MAKAN KEKENYANGAN/ KEPUASAN MENGIDAM MAKANAN MANIS	Setelah Makan ... ☐ Merasa kenyang, puas ☐ TIDAK mengidam makanan manis ☐ TIDAK ingin makan lagi ☐ TIDAK merasa cepat lapar ☐ TIDAK perlu makan camilan sebelum jam makan selanjutnya	Setelah Makan ... ☐ Merasa kenyang secara fisik tetapi masih lapar ☐ Tidak merasa puas; merasa seperti sesuatu terlewatkan dari makan ☐ Ingin makan makanan manis ☐ Merasa cepat lapar setelah jam makan ☐ Perlu camilan di antara jam makan
TINGKAT ENERGI	Respon energi normal terhadap makanan: ☐ Energi pulih setelah makan ☐ Memiliki perasaaan energi bagus, awet, "normal" dan sehat	Respon energi buruk terhadap makanan: ☐ Terlalu banyak atau terlalu sedikit energi ☐ Menjadi hiper, gelisah, gemetar, khawatir, atau terburu-buru ☐ Merasa hiper, tetapi aus "di dalam" ☐ Energi turun, lemas, lelah, mengantuk, lesu
KESEHATAN MENTAL EMOSIONAL	Kualitas Normal: ☐ Meningkatkan kesehatan ☐ Merasa energik dan segar kembali ☐ Meningkatkan emosi ☐ Memperbaiki kejelasan dan ketajaman pikiran ☐ Menormalkan proses berpikir	Abnormal qualities: ☐ Mental lambat, lamban, lalai ☐ Tidak mampu berpikir dengan cepat dan jelas ☐ Hiper, berpikir terlalu cepat ☐ Tidak mampu memusatkan / mempertahankan perhatian ☐ Sifat hipo: apatis, depresi, sedih ☐ Sifat hiper: cemas, obsesif, takut, marah, mudah marah, atau pemarah, dll.

Kata Penutup

Saat Anda sudah mencapai akhir dari perjalanan Anda bersama buku ini, Anda menghadapi beberapa tantangan dan keputusan di masa depan. Akankah Anda tetap menjalankan program ini? Akankah Anda rajin dalam berolahraga? Apakah Anda telah mengikuti diet sesuai jenis metabolik Anda? Hanya Anda yang dapat menjawabnya dan memilih jalur yang tepat.

Buku ini telah memberi Anda sarana dan wawasan yang Anda butuhkan untuk membuat keputusan yang tepat tentang kesehatan dan kebugaran Anda di masa depan. Saya harap saya telah menunjukkan pada Anda bahwa sebuah diagnosa skoliosis bukan berarti harga mati untuk kehidupan yang aktif dan berbahagia, ada yang dapat Anda lakukan dengannya, dan bahwa Anda masih dapat mengambil alih kehidupan dan menyembuhkan diri Anda sendiri.

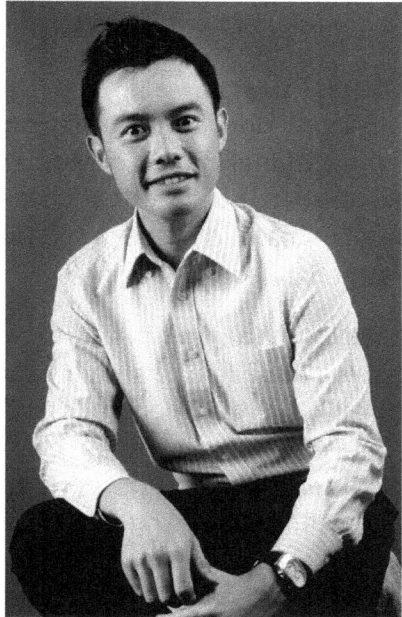

Tiada penyakit yang akan mendera seumur hidup-tubuh Anda mungkin memiliki kecenderungan untuk beberapa masalah dan penyakit, namun Anda masih memiliki kekuatan untuk mengubah keadaan Anda dan memulihkan diri Anda menjadi lebih sehat dan kehidupan yang lebih baik.

Anda telah mengetahui bagaimana menemukan diet dan latihan rutin yang tepat untuk membuat perbedaan pada tingkat rasa sakit Anda dan dapat membantu Anda untuk memiliki energi tambahan dan hidup lebih aktif, juga memperbaiki kondisi yang diakibatkan oleh skoliosis Anda. Ia ada di dalam diri kita, yaitu energi untuk mengubah gen kita menjadi lebih kuat dan memperkuat diri kita. Gen membuat kita menjadi seperti saat ini, namun gen tidak memutuskan bagaimana kondisi kita atau akan menjadi apakah kita. Anda mungkin menderita akibat skoliosis, namun sebenarnya Anda mampu mengatasinya.

Dimulai dengan salah satu fungsi dasar manusia-yaitu makan- dan ditambah dengan program yang dikembangkan dan dirancang khusus, sangat mungkin untuk memperbaiki kondisi yang diakibatkan skoliosis. Perubahan tidak terjadi dalam semalam dan mungkin tidak selalu mudah, namun hasilnya sebanding-Anda akan merasa lebih baik, lebih sehat dan lebih bahagia!

Saya sangat berharap Anda mendapat sesuatu dari buku dan panduan ini, bahwa Anda kini telah menemukan perangkat dan inspirasi yang Anda butuhkan untuk mengontrol kembali kehidupan Anda. Bahkan sesudah Anda mempelajari buku ini sepenuhnya, latihan dan pembelajaran akan tetap berlanjut seperti permulaan dan saya berharap ditemukan adanya metode yang lebih baik. Jika Anda menemukan program, ide, penemuan atau terobosan medis apapun, silakan mengontak saya, saya akan senang untuk mendengarnya dari Anda dan saling berbagi cerita.

support@hiyh.info

Jika Anda ingin mengetahui lebih lanjut mengenai produk dari Kesehatan di Tangan Anda seperti buku skoliosis lainnya, DVD dan Aplikasi, silakan berkunjung ke:

www.HIYH.info

Saya akan sangat berterima kasih atas saran-saran Anda dan akan menerapkannya pada edisi buku ini berikutnya. Pengetahuan adalah kekuatan. Gunakanlah dengan bijaksana untuk mencapai kesehatan prima.

Pengetahuan adalah kekuatan. Gunakanlah dengan bijaksana untuk mencapai kesehatan prima.

Dr Kevin Lau D.C.

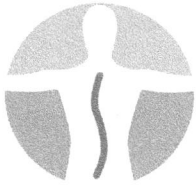

KESEHATAN DI TANGAN ANDA

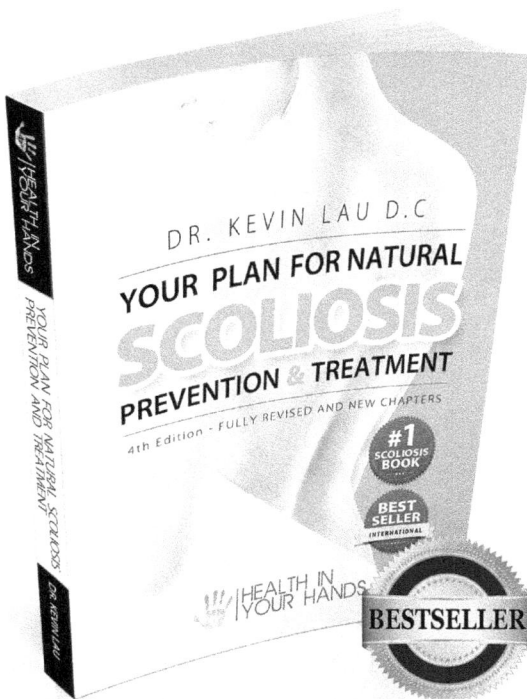

Sebuah program diet dan latihan yang benar-benar alami, aman, teruji dan terbukti untuk menyembuhkan dan mencegah skoliosis!

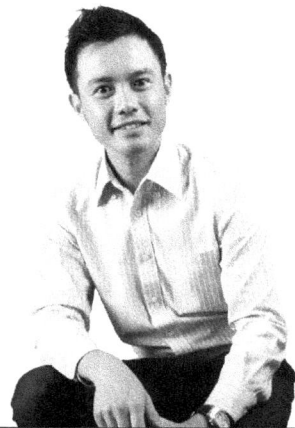

Dalam "Program Pencegahan dan Pengobatan Skoliosis", Anda akan:

- Menyibak penelitian paling mutakhir tentang penyebab skoliosis yang sesungguhnya
- Menemukan bagaimana rungkup dan bedah hanya mengobati gejala, bukan akar masalah skoliosis
- Mengetahui terapi terakhir mana yang berhasil, mana yang tidak, dan mengapa
- Mengetahui gejala-gejala skoliosis yang paling lazim dijumpai pada pengidap
- Mengetahui bagaimana penilaian cepat terhadap skoliosis pada remaja dapat membantu kualitas hidup mereka pada tahun-tahun kemudian
- Menemukan satu-satunya buku di dunia yang mengobati skoliosis dengan mengendalikan cara gen skoliosis diekspresikan
- Mengerti secara mendalam tentang bagaimana peran otot dan ligamen pada jenis-jenis skoliosis biasa
- Mengubah suai rutinitas latihan sesuai keunikan skoliosis dan bahkan jadwal tersibuk Anda
- Mengetahui latihan fisik mana yang paling efektif untuk skoliosis dan mana yang harus dihindari sama sekali
- Menemukan tip dan trik untuk menyesuaikan postur dan mekanika tubuh guna meringankan nyeri punggung.
- Mengetahui postur tubuh terbaik untuk duduk, berdiri, dan tidur.

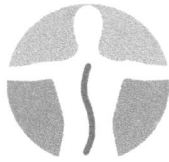

KESEHATAN DI TANGAN ANDA

www.HIYH.info

DVD Olahraga untuk Pencegahan dan Perbaikan Skoliosis

merupakan hasil seleksi seksama atas latihan-latihan fisik yang bisa Anda lakukan untuk membalikkan skoliosis di tengah kenyamanan rumah Anda.

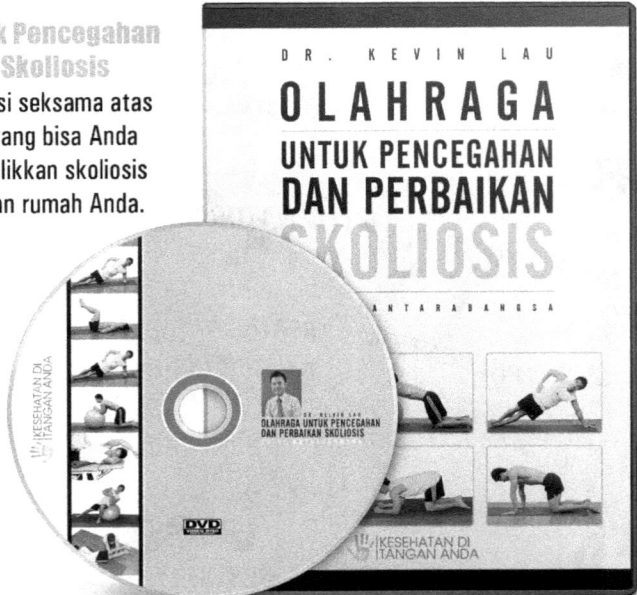

DR. KEVIN LAU

OLAHRAGA
UNTUK PENCEGAHAN
DAN PERBAIKAN
SKOLIOSIS

Terbagi ke dalam tiga bagian yang mudah dicerna, DVD ini akan menghantar Anda melewati berbagai langkah untuk mulai membangun kembali dan menjadikan tulang belakang Anda kembali seimbang. Bagian-bagian yang komprehensif mencakup segalanya, mulai dari Peregangan Penyeimbangan Tubuh untuk Membangun Poros Tubuh Anda dan sejumlah Olahraga Penjajaran Tubuh yang telah dirancang dan dipilih secara cermat oleh dr. Kevin Lau.

Bagi siapa pun yang menderita skoliosis, keuntungan utama dari DVD ini adalah:

- Menyajikan enam puluh-menit pengembangan ringkas atas buku dr. Lau dengan judul yang sama, Program Pencegahan dan Penyembuhan Skoliosis untuk Anda.

- Bagian Penyeimbangan Tubuh dalam DVD menjabarkan secara terperinci teknik peregangan yang benar untuk pengidap skoliosis guna menghilangkan kekakuan.

- Bagian Membangun Poros Tubuh menitikberatkan penguatan otot yang memberikan tulang belakang Anda stabilitas.

- Olah Raga Penjajaran Tubuh akan memperbaiki secara menyeluruh kesejajaran tulang belakang Anda.

- Semua latihan fisik yang merupakan bagian penting di dalam DVD cocok untuk rehabilitasi pra- dan pasca-operasi skoliosis.

- Aman, bahkan bagi mereka yang sedang kesakitan.

Buku Masakan

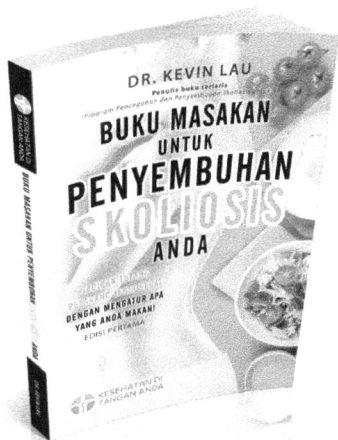

KESEHATAN DI TANGAN ANDA

Memperkuat tulang belakang,
dengan satu kali makan sekaligus!

'Buku Masakan untuk Pengobatan Skoliosis Anda' - merupakan salah satu jenis buku yang tidak pernah ada sebelumnya, karena dapat menyesuaikan pola makan anda dengan lebih dari 100 kelezatan resep, resep yang akan membentuk tulang belakang untuk mengobati skoliasis anda! Buku ini akan membawa anda pada rahasia yang menakjubkan dan sudah teruji waktu, rahasia dari nutrisi yang optimal bagi kesehatan tulang belakang yang tersaji dalam bentuk panduan yang mudah untuk diikuti. Anda cukup mengikuti langkah demi langkah petunjuk tentang cara untuk mengetahui makanan yang tepat untuk metabolisme dan gen. Setelah selesai, hal yang perlu anda lakukan adalah mengambil/ membuat resep sesuai dengan selera anda dan memilih bahan yang sesuai dengan hasil dari Jenis Metabolis anda.

Apa yang dapat anda harapkan:

- Mengurangi rasa sakit terkait dengan skoliosis
- Memperkuat otot anda
- Mengendurkan kekakuan otot
- Menyeimbangkan hormon anda
- Meningkatkan pertumbuhan tulang belakang dan perkembangannya

- Meningkatkan tingkat energi anda
- Mencegah degenerasi tulang belakang
- Membantu mencapai ukuran tubuh ideal anda
- Memperkuat sistem kekebalan tubuh
- Peningkatan tidur

KESEHATAN DI TANGAN ANDA

Jurnal

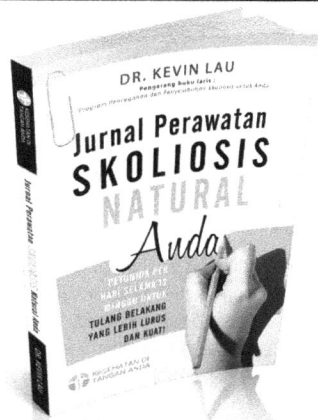

Petunjuk per hari selama 12 minggu untuk tulang
belakang yang lebih lurus dan kuat!

Dalam buku laris di Amazon.com 'Perencanaan Anda terhadap Pencegahan dan Penanganan Skoliosis secara Alami', Dr. Kevin Lau menawarkan pengetahuan praktis yang mendasar bagi keberhasilan perawatan kesehatan Anda selama 12 minggu. Berdasarkan riset dan pengembangan oleh Dr. Kevin Lau, buku ini menghadirkan rencana penanganan skoliosis yang terbukti aman, dapat diterima dan mudah diikuti. Petunjuk langkah demi langkah sederhana yang memandu Anda menuju perbaikan kesehatan tulang belakang.

Program Dr. Lau dirancang secara universal agar bermanfaat bagi semua penderita skoliosis. Muda ataupun tua, tak memandang seberapa ringan atau parahnya skoliosis Anda, semua orang akan mendapatkan manfaat dari program ini.

Operasi

DR. KEVIN LAU

PEMBEDAHAN SKOLIOSIS LENGKAP

BUKU PANDUAN BAGI PARA PASIEN

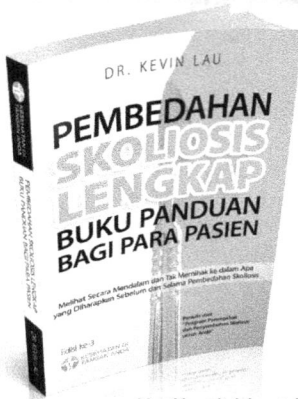

Melihat secara mendalam dan tak memihak ke dalam apa yang diharapkan sebelum dan selama pembedahan skoliosis

Pembedahan skoliosis tidak harus menjadi suatu pengalaman menakutkan, bermasalah dan mencemaskan. Kenyataannya, dengan informasi, saran dan pengetahuan yang tepat Anda dapat miliki kemampuan untuk membuat keputusan yang pasti dan berpengetahuan tentang pilihan pengobatan yang terbaik dan paling sesuai.

Buku terbaru Dr. Kevin Lau akan membantu Anda untuk menemukan informasi terkini dan penting yang akan memandu Anda dalam membuat keputusan tentang kesehatan tulang belakang Anda di masa depan.

Anda akan:

- **Mempelajari** lebih lanjut tentang rincian pembedahan skoliosis - Termasuk memahami komponen pembedahan itu sendiri seperti mengapa batang diletakkan di dalam tubuh Anda selama pembedahan (fusi) yang dimaksudkan untuk tetap berada di sana.

- **Mengungkap** fakta serius - Sebagai contoh, Anda akan mengetahui bahwa setelah pembedahan, ada kemungkinan Anda tidak akan kembali ke keadaan normal sepenuhnya, dalam penampilan atau tingkat aktivitas.

- **Menemukan** faktor yang menentukan prognosis jangka panjang Anda, termasuk studi kasus terperinci.

- **Mempelajari** bagaimana cara mengevaluasi risiko dengan benar yang terkait dengan berbagai jenis pembedahan skoliosis.

- **Mendapatkan** tips tentang cara untuk mengusahakan pembedahan Anda dan bagaimana memilih waktu, tempat dan dokter bedah yang terbaik untuk kebutuhan Anda.

- **Menemukan** lebih dari 100 ilustrasi untuk membantu membuatnya mudah untuk dibaca dan dipahami.

Kehamilan

DR. KEVIN LAU D.C

PANDUAN ESENSIAL UNTUK SKOLIOSIS DAN KESEHATAN KEHAMILAN

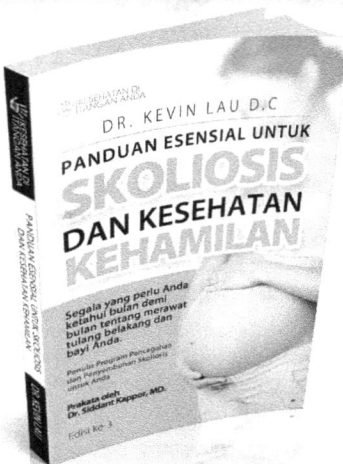

Segala yang perlu Anda ketahui bulan demi bulan tentang merawat tulang belakang dan bayi Anda.

"Panduan Esensial untuk Skoliosis dan Kesehatan Kehamilan" merupakan panduan bulan demi bulan yang mencakup segala yang perlu diketahui tentang perawatan tulang belakang dan bayi Anda. Buku ini mendukung dan memperkuat perasaan Anda di sepanjang perjalanan mempesona Anda menuju kelahiran bayi sehat Anda.

Buku ini menyediakan jawaban dan nasihat pakar untuk wanita hamil yang menderita skoliosis. Penuh dengan informasi untuk mengatasi gejolak fisik dan emosi kehamilan selama skoliosis. Sejak mengandung hingga melahirkan dan seterusnya, panduan ini akan menuntun Anda menjadi seorang ibu yang bahagia dan bangga dengan kelahiran seorang bayi baru yang sehat.

Scoliotrack

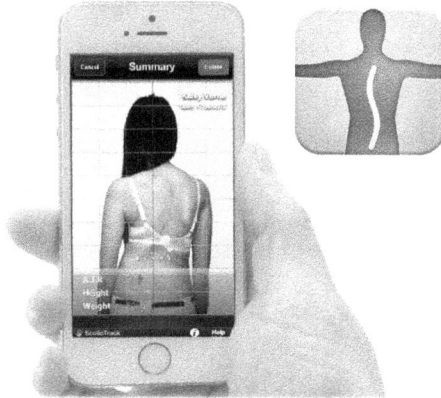

KESEHATAN DI TANGAN ANDA

ScolioTrack merupakan cara aman dan inovatif untuk melacak keadaan skoliosis seseorang bulan demi bulan dengan menggunakan meteran akselerator iPhone sebagaimana dokter melakukannya dengan skoliometer. Skoliometer adalah alat yang digunakan untuk memperkirakan besarnya lengkungan pada spina seseorang dan dapat juga digunakan sebagai alat bantu selama proses pendeteksian, atau sebagai tindak lanjut terhadap skoliosis, suatu kelainan bentuk spina karena spina melengkung secara abnormal.

Unduh di **App Store** DAPATKAN DI **Google** play

Fitur Aplikasi:

- Dapat digunakan oleh banyak pengguna dan data mereka dapat disimpan dengan aman dalam iPhone untuk pemeriksaan mendatang
- Melacak dan menyimpan ukuran Sudut Rotasi Poros Spina (Angle of Trunk Rotation, ATR), suatu ukuran kunci dalam mendeteksi dan merencanakan terapi terhadap skoliosis
- Menampilkan umpan berita terbaru tentang skoliosis agar pengguna tetap mendapatkan info terbaru

- Melacak tinggi dan berat badan ideal remaja yang sedang bertumbuh dan mengidap skoliosis atau orang dewasa yang peduli terhadap kesehatan
- Perkembangan skoliosis ditunjukkan dalam grafik sehingga perubahannya bulan demi bulan dapat diamati dengan mudah.

KESEHATAN DI TANGAN ANDA

Skoliometer

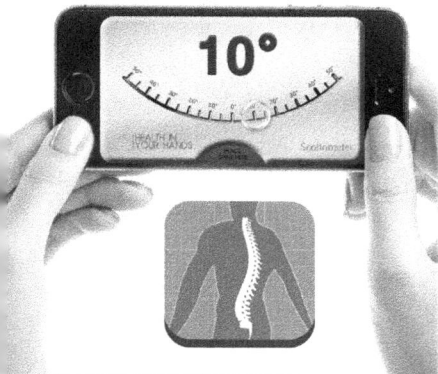

Telah hadir pemindai skoliosis mutakhir : Aplikasi skoliometer

Skoliometer adalah perangkat bermanfaat dan berinovasi tinggi bagi para professional di bidang medis, para dokter dan siapa saja yang ingin melakukan pemeriksaan skoliosis di rumah. Kami persembahkan perangkat yang selalu tersedia, memiliki tingkat akurasi yang tinggi namun dengan harga yang lebih terjangkau. Para dokter dan professional di bidang medis yang mencari sebuah metode yang sederhana, cepat dan sempurna untuk mengukur pembengkokan pada tulang belakang dapat beralih menggunakan perangkat ini.

Unduh di **App Store** DAPATKAN DI **Google** play

Bergabunglah dengan Kami

Dapatkan tips kesehatan terbaru, berita dan kabar terkini dari Dr. Lau dengan bergabung bersama jejaring media sosial berikut. Bergabunglah dengan laman Kesehatan di Tangan Anda di Facebook agar berkesempatan mengajukan pertanyaan pada Dr. Lau mengenai buku, pertanyaan umum tentang skoliosis, Aplikasi iPhone ScolioTrack dan Skoliometer ataupun DVD latihan skoliosis :

facebook. https://www.facebook.com/Skoliosis.id

You Tube www.youtube.com/DrKevinLau

Blogger www.DrKevinLau.blogspot.com

twitter www.twitter.com/DrKevinLau

Linked in http://sg.linkedin.com/in/DrKevinLau

Instagram www.instagram.com/hiyh.info/

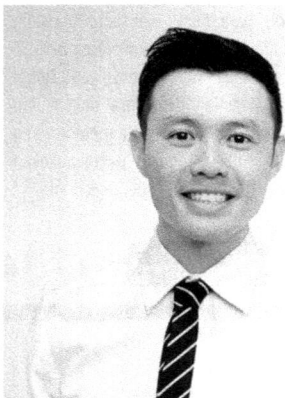
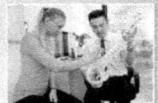
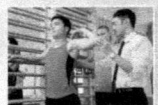
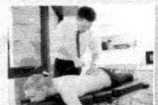

www.ingramcontent.com/pod-product-compliance
Lightning Source LLC
Chambersburg PA
CBHW062215270326
41930CB00009B/1741